THE SELF-HEALING MIND

自我疗愈的力量

[美]格雷戈里·斯科特·布朗（Gregory Scott Brown） 著

周彦希 译

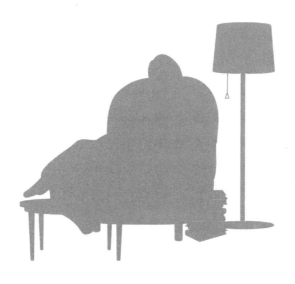

中国友谊出版公司

图书在版编目（CIP）数据

自我疗愈的力量 / （美）格雷戈里·斯科特·布朗著；
周彦希译 . —— 北京：中国友谊出版公司，2023.11
ISBN 978-7-5057-5694-6

Ⅰ . ①自… Ⅱ . ①格… ②周… Ⅲ . ①精神疗法
Ⅳ . ① R749.055

中国国家版本馆 CIP 数据核字（2023）第 146386 号

著作权合同登记号　图字：01-2023-3678

THE SELF-HEALING MIND: An Essential Five-Step Practice for Overcoming Anxiety and Depression, and Revitalizing Your Life, Copyright © 2022 by Gregory Scott Brown, MD. Published by arrangement with HarperWave, an imprint of HarperCollins Publishers.

书名	自我疗愈的力量
作者	[美]格雷戈里·斯科特·布朗
译者	周彦希
出版	中国友谊出版公司
发行	中国友谊出版公司
经销	新华书店
印刷	天津中印联印务有限公司
规格	880 毫米 ×1230 毫米　32 开
	7 印张　137 千字
版次	2023 年 11 月第 1 版
印次	2023 年 11 月第 1 次印刷
书号	ISBN 978-7-5057-5694-6
定价	48.00 元
地址	北京市朝阳区西坝河南里 17 号楼
邮编	100028
电话	(010) 64678009

谨以此书献给帕齐（Patsy）、特雷弗（Trevor）和特兰 - 阿赫（Tram-Anh）。

导　言

2020 年初春，我的一位长期患者的治疗接近尾声了。他伸出手来，本来是想和我握手告别的，可立马就意识到疫情所带来的社交距离限制，觉得自己有些不妥。

于是，他改用胳膊肘碰了碰我，笑着说："你觉得我们还要这样持续多久？"

我只能耸耸肩表示不知道。当时，美国刚刚开始出现新型冠状病毒感染病例，但我完全想象不到新型冠状病毒所带来的疫情会像超级大地震一样波及整个世界，以至于改变了整个医疗保健体系的格局，包括我所熟知的心理健康服务体系。我也完全没有预料到，由于防控隔离的要求，几周后我不得不关闭诊所，取消所有线下门诊。生活发生了巨大的变化，以迅雷不及掩耳之势向我们袭来。我开始使用线上问诊的方式接待患者，想方设法在线上与患者联系和交流。同样，我不得不暂时搁置许多自己最喜欢的锻炼方式，包括定期去瑜伽馆。与此同时，我需要更加细致地考虑如何鼓励患者继续执行自我保健计划。

随着新型冠状病毒疫情继续在美国蔓延，我和其他许多心理健康专业从业者一样，发现预约的需求量不断地增加。原因有很多：一些人因为美国政府颁布的居家隔离令和社交距离规定，感到越来越孤单寂寞；一些人因难以适应居家工作而感到头疼；一些人因无法管教在家上网课的孩子而陷入迷茫；还有一些人更多的是担心病毒本身带来的威胁，及其对家庭经济或公司业务造成的潜在、长期的影响。人们都在全力以赴应对这种突如其来的变故。然而，对很多人来说，这些突发情况本身就会助长焦虑和消极的想法。有时，我还看到人们借助酒精或药物来缓解压力，从而导致酗酒和药物滥用情况频发。

我所从事的工作让我有机会听到许多人的人生故事，这些故事的主人公几乎都是来诊室治疗的患者，他们从事各类职业，有运动员、音乐家、演员以及记者。我们一起交流关于心理健康的话题，我的工作就是帮助他们减少对不良心理健康问题的耻辱感。我的患者大部分是努力应对抑郁症或睡眠困难的人，或者家庭关系不和谐的人。有些人只需要一个能倾诉的对象，一个不带任何情绪的参谋，一个在他们努力倾诉自己想法和感受时可以使他们安全发泄情绪的人。

从事精神病医学工作总会让人感到挫败，即便是在一切都顺利的情况下也是如此。因为人类的大脑是如此复杂、如此令人困惑，精神科医生不可能是无所不知的、全能的，在帮助患者解决问题的时候，应该对不同的思维方式和解决方法持开放态度，我从患者和其他人身上学到了许多关于心理健康的知识。有时候，我们之间的对话甚至对我这个应该给出建议的人来说都是一次疗愈。有时，某位患者分享他的个人见解，我会想："这真是一个有趣的想法，我以前从来没有这样想过。""这个技巧可以更好地管理这种念头，听起来不错，我也许可以试试。"我每天独处的时候，都会一遍又一遍地问自己同样的问题，并努力找出具体答案。这些经验让我明白，为了更好地提供和接受建议，我们必须承认自己的局限性，我们并不知道所有问题的答案。

是的，我不知道所有问题的答案。

也就是说，我所能做的就是通过分享自己对医学和科学的了解，帮助患者找到自己的人生目标，让他们获得平衡感、满足感，进而对未来充满希望。在这个过程中，我希望人们能够理解为什么拥有健康的心态可以更好地体验随之而来的幸福时刻。虽然专业的心理保健是通向幸福旅程的重要组成部分，但并不是唯一起作用的因素。事实上，由于诸多因素，大部分患者并不经常去看心理医生。他们有时一周去一次，但更多时候是一个月去一次，甚至更少。如果心理医生没有开处方药的权限，要想获得理想的效果，心理咨询的频率就会更高，同时费用也会更昂贵，除非患者的收入足以支付费用或者拥有特定的医疗保险。这就是我认为在诊室之外的自我疗愈实践是如此重要的原因，因为充分利用诊室之外的时间才是患者改善病情的关键。在这段时间里，自我疗愈的行为可以对我们的整体身心健康产生重大影响。

自我疗愈的智慧

心理健康护理涉及非常细微的领域，以至于有人认为它既是一门艺术，也是一门科学。我记得，在培训的早期，我问我最景仰的导师，我应该为某位患者开哪种抗抑郁药？当她带着自信的笑容和温和且慢吞吞的美国南方腔调回答我"博士，这些药效都半斤八两，你可以随便挑"时，我感到很惊讶。

我分享这个故事并不是为了暗示精神科医学的实践像掷骰子那样随机，或者所有的抗抑郁药物都是可以通用的。确切地说，我分享这个故事是想说明大脑是非常复杂的，人类的思维是非常复杂的，而且备选的不同治疗方案也同样非常复杂。因此，当我们努力帮助一个与精神疾病作斗争的患者时，其实有各种各样的办法可用，我们需要做的，就是有针对性地找出最佳方案。我们很快就会发现，人的思想、感觉和行为不仅仅是神经化学变化的结果，事实上远没那么简单。环境对人的影响很大，在我们寻找能使自己和周围人感觉更好的方法时，必须考虑到环境的因素。

在医学院，我系统地学习了科学的研究方法，学习了如何阅读和分析临床数据，明白了用事实支持观点的重要性。此外，所有的学生都要接受理性思维训练。事实上，当我作为一名三年级的医科学生在休斯敦的一家社区医院实习时，资深医师很喜欢就复杂的医疗案例向我们提问。当我们向他们展示并试图解释某个问题可能的原因时，就会被问道："你的推断有什么依据？"试图用一种感觉、一种倾向、一个医学案例，甚至是某些临床经验来回答他们的问题，并不能满足那些穿着白大褂的资深医师的胃口。事实上，这种策略可能会立刻让我当众难堪。没过多久，我就明白了，避免丢脸的最好办法就是多积累、多研究，要引用可靠的信息源。比方说，来源于《新英格兰医学杂志》（*The New England Journal of Medicine*）的临床报告，就是支持自己的推论并避免遭受批评的最佳方式。

西方卫生保健系统是世界上比较先进和受信任的卫生保健系统之一，这在一定程度上要归功于其对医学的客观严谨的态度。在美国，所有的药物都需要经过食品和药品管理局的批准，要经过极其严格的测试，然后还要进行安全性和疗效的再测试。医生不会根据直觉来对患者进行治疗，而是根据已被证明有效的方法开出循证治疗的处方。如果一种特定的疗法没有可证实的证据来支持其使用，它就会被归类为不切实际的幻想或者伪科学。

纵观历史，对很多人来说，包括医生和患者，都非常难以接受把自我疗愈当作一种令人信服的医疗干预手段这一观点。更具讽刺意味的是，尽管追溯到最早的医学著作中，人们就开始积极地进行自我疗愈实践以维持自己的身心健康，尤其是压力大的时候，但是很多人仍然漠视这种方式，甚至将其视为一种江湖骗术。然而，久而久之，越来越多的证据证明自我疗愈实践确实具有功效。科学研究表明，像体育锻炼、瑜伽、冥想这样的自我疗愈实践在提升复原力和促进心理健康方面都有着积极作用，甚至可以缓解抑郁症和焦虑症等常见精神疾病的症状。人们开始关注其更广阔的科学前景，研究结果清楚地显示这种护理实践是真实有效的，那就让我们多讨论一下吧！

换个"姿势"面对未来

如果你曾经咨询过心理医生，或者有过咨询的想法，你就会明白，下定决心预约一次心理咨询并不容易。很多人可能是在有了强烈的绝望感之后，抱着对接受心理医生的指导就能解决问题的执念而来做心理咨询的。他们希望心理医生能帮自己摆脱煎熬。

我治疗过的每一位患者，以及在那些诊疗过程中的数千次对话，都表明头脑的思维是非常复杂的，远比我在医学院学习时被引导着去理解的各种想法要复杂得多。人类的头脑有能力去实现梦想、去爱、去拥抱希望，这是一种永恒、强大的力量。不幸的是，人类的头脑同样擅长制造焦虑感、自我怀疑感和羞耻感，想要平衡这两种不同的力量并不是一项简单的任务。

精神科医生对抑郁症、焦虑症和创伤后应激障碍（PTSD）等疾病的诊断都依赖于诊断标准和相关治疗指南，虽然没有"放之四海而皆准"的方法帮助人们解决这些问题，但至少有标准的应对策略。许多人的症状永远不会发展到这些心理疾病的诊断标准，但他们仍然生活得不快乐、倍感孤独、无法与他人产生联结、缺乏目标感。这些不良的情绪对人们生活质量的影响不亚于确诊精神疾病，事实上，不良情绪的存在表明人们的心理处于亚健康状态。简单地说，人们没法好好地生活，除非找到能让心理恢复健康的生活方式。

可这说起来容易做起来难。当我们试图提高心理健康水平的时候，一般倾向于寻找简单的答案，拼命想要找出通向幸福的简单步骤，想要寻找成功的钥匙，想要借助于一件简单的事给生活带来转机，让生活变得更好。不幸的是，这些做法通常行不通。

即便如此，我依然能完全理解人们存在这样的想法。我很喜欢阅读自我提升类的书籍。每当想知道生命中最重要的问题的答案，比如"我是谁？我为什么在这里？"的时候，我就发现自己对这类书籍几乎没有抵抗力。当然，自我提升类书籍在我的成长过程中发挥了重要作用。我在阅读的过程中，通常能获得更好的感觉。我认为这些书籍解释了为什么我是现在这个样子、是什么让我不断地前进、什么职业最适合我，以及我需要什么类型的另一半。多亏了这些书籍，我学会了高效能人士具备的习惯；多亏了这些书籍，我逐渐意识到，脆弱的情绪中孕育着勇气；多亏了这些书籍，我用它们提供的生活技巧来获得友谊，并影响他人；

多亏了这些书籍，我发现了目标的力量。

可是，最后我发现自己撞到了一堵自我提升类书籍的南墙。在某种程度上，我发现不管是书中的情节还是给出的建议，我都能预测书中它们的走向。我还发现自己可以毫不费力地去执行书中的建议。起初，我就像一块吸水海绵，尽可能地汲取书籍中的全部建议。我认为，当生活变得充满挑战或满目疮痍时，这些书籍是我的人生秘诀，助我应付眼前可能出现的混乱状况。可是在20岁出头的时候，我猝不及防地陷入一种无法抗拒的抑郁情绪之中。我猜想，致病原因可能是：我读了太多自我提升类书籍。这真是一个独特的病因。

虽然我自己就是心理医生，但也无法避免精神疾病的困扰。正因如此，即使对自己的更高目标有更深刻的理解，我仍有力不从心的时候。我可以全然接受各种被置于死地的困境，但依然挣扎着与他人保持联结，试图寻找推动自己前进的力量。肯定地说，即便是非常琐碎或最无关紧要的小事有时候也会让最有韧性的人跌倒。我之所以敢这么说，是因为我每天都坐在正经历这些挑战的患者对面，倾听他们的故事。当然，我也是他们中的一员。

我要告诉读者，在追求心理健康和幸福方面，其实我们比自己想象的更有力量。我并不想通过简化思维来让大家此刻感觉良好，任何医生都无法给患者开出"幸福药丸"，如果执着于此，未来可能引发更强烈的绝望感。我们需要承认，科学对大脑、精神疾病和心理健康的解释是有限的。考虑到这一点，我的目标就是为读者提供知识和工具，帮助大家做出更明智的决定，懂得如何培养复原力，保持身心健康，过好每一天。

受此启发，我将这本书命名为《自我疗愈的力量》，以证据为基础证明自我疗愈可以改善心理健康。随着时间的推移，我逐渐了解到，在心理诊室之外所做的事情最终会对人们的感受产生巨大的影响，这需要患者将心理咨询过程中所讨论的不同想法或策略付诸实践，并做出积极的改变。也就是说，本书的目的并不是鼓励所有人用自给自足的护理方式取代专业的心理健康护理进行治疗。相反，本书的目的是向读者展示如何采用可持续的、健康的实践方法进行基本的自我疗愈。

在本书中，我将针对心理健康的不同思考方式进行讨论，这些内容可能与读者以前所学的知识有很大的差别。我会对一些关于心理健康的普遍观点提出不同的想法，这些观点包括：心理疾病是身体虚弱的表现；抑郁和焦虑是大脑有缺陷或受伤的结果；了解自己的目标会自然地让生活变得更轻松；精神疾病药物能快速治愈心理疾病；等等。这些想法来源于我在精神病学领域中治疗患者的实践经验，以及我个人的生活经历。本书的第一部分能帮助读者以一种全新的视角看待这些问题。第二部分基于这种全新的视角，介绍了通过自我疗愈来改善心理健康状况的实用技巧，内容包括：如何用呼吸练习代替药物治疗；锻炼身体以调整情绪；吃一些能改善心理状态的食物；调节自我精神状态并与世界产生联结；等等。作为精神科医生，同时也是患者，我的心路历程让我知道哪些方法是有效的，哪些是无效的。这些经验是通过与许多患者进行数小时有意义的谈话得到的，也是在追求心理健康的自我疗愈之旅中亲身获取的。

本书的目的是向读者介绍新观点和实用的心理调控技巧。无论外部世界带给我们什么样的影响，我希望能帮助读者在生活中获得目标感、平衡感、满足感，并对未来充满希望。虽然我并不想暗示所有的心理疾病都能在心理医生的诊室之外得到治愈，也并不认为抗抑郁药或其他药物在任何情况下都没有效果，但事实是，在临床医学之外，我们其实可以做很多事情来获得健康的心理。首先我们需要摒弃所有的先入为主的观点，重新思考心理健康的定义。

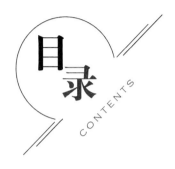

目录

CONTENTS

PART 2

打开心门，跟随身体的节奏与生活共舞

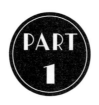

停止内耗，你是自己最值得
信任的疗愈伙伴

思考一下：你为什么拿起这本书？你之前有没有看过精神科医生或者心理医生，甚至曾经在某个时刻被诊断患有抑郁症或焦虑症？有没有医生给你开抗抑郁、抗焦虑类药品或者采用其他治疗方式控制你的病情？你是否因为害怕被贴上"精神疾病"的标签而拒绝本该获得的帮助？也许你的症状不太符合精神类疾病的诊断标准，你只是对自己的生活不太满意，正在寻求改善的方法。无论你是谁，无论你经历了什么，这本书都是为你而写的。

　　在读者开始采用本书中的练习方法来实现心理诊所治疗之外的自我提升前，重新定义心理健康是非常重要的。世界每天都在变化，并且变化得越来越快。患者躺在皮质的沙发上，心理医生表情严肃地在治疗便笺簿上潦草地记笔记的时代早已远去。随着时代的发展，心理治疗手段也发生了巨大的变化，从更积极的角度来看，心理健康问题不再像过去那样被污名化了。同时，人们也越来越明白，治疗的功夫要下在心理医生的诊室之外。

　　这意味着除了依靠临床医学，我们每个人还可以做很多事情来增强自己的心理健康。开始之前，要先学会摒弃过时的观念，如"破碎的大脑"和大脑化学物质失调的观念。毕竟，如果不首先明确自己想要的是什么，我们就无法实现目标。

第 **1** 章

寻找丢失的"松弛感"

从此时此刻开始，用你所有，尽你所能。

若不是正好坐在心理诊室里求助，我们大多数人都会回避心理健康问题。即使你本人未曾有过心理咨询的经历，你身边也一定有人经历过，也许是你的孩子、伴侣或父母。这时候你会思考自己应该做些什么，才能更好地向他们表达爱和支持。也许你会问自己：一本关于心理健康和自我疗愈的指导手册跟我有什么关系呢？在我成为一名心理医生并花大量时间研究人类心灵的奥秘之前，我也持有同样的疑惑。

现在，我意识到，心理健康状况影响着我们所做的每一个决定，和我们如何生活、如何工作、如何去爱他人等所有事情息息相关。最为重要的是，我们如果想实现心理健康，必须从可操作的自我保健开始。现在我们抛开奢侈的水疗项目或昂贵的有机食品不谈，从建立科学的自我保健观念开始说起吧！

事实上，如果方法得当，自我疗愈法就是一种对促进心理健康有效的循证医学方法，我们需要做的，就是学会利用这个方法。我花了数年时间与患者一起合作探索各种方法的治疗效果，想找到完美的治疗方法。最终，我们发现竟然是那些最为简单的、常常被我们忽视的自我保健方法最为有效，涉及睡眠、呼吸、营养、运动和精神等方面。而最困难的是，我们如何充分发挥这些方法的作用，并实现自我疗愈的目的。实际上，摸索并实践的这些方法不仅有来自于我在自己的生活中所经历的自我疗愈过程，也有来自我在约翰（John）这样的患者身上所经历的过程。

在诊室门口的等候区，我第一次见到约翰，他看上去50多岁，穿着笔挺的纽扣领衬衫和名牌牛仔裤。他手里拿着一罐苏打水，浑身上下散发着一种"酷帅老爸"的气质。约翰不停地环顾四周，神情看起来有些焦虑，似乎非常不情愿坐在等候区的椅子上，担心在这里碰到熟人。

约翰开跑车、跑马拉松，还是个十足的技术狂人。当我叫到他的名字时，他紧张得要命。老实说，这种情况并不少见，我能理解。很多人不知道第一次与心理医生见面会发生什么事情，这种不确定性会让他们倍感恐惧。其实，对于一些人来说，每周和心理医生在治疗室的沙发上聊一个小时只是他们日常生活的一部分，就像一日三餐、定期健身、按时上班一样稀松平常。这些人拥有值得信赖的心理医生为他们随时待命，以帮助他们保持良好的心理状态。然而，我们大多数人都不属于这一类人。

约翰害怕与包括我在内的任何心理咨询专业的人士见面，在他看来，这种见面就意味着他被正式列入"精神失常"人士的行列，也意味着他无路可退了。出于这种恐惧心理，他直接绕开了为患者准备的沙发，小心翼翼地不与我有眼神接触，我对他的这个举动报以感同身受的微笑。他径直走到诊室角落的一张小圆桌旁坐下来，我跟着拉来一把椅子，坐在他的对面。

还没等我介绍自己，约翰把椅子往后挪了挪，表情凝重地说道："嗯，布朗先生。好吧，可能我有点喝多了。"他故意不叫我"医生"，估计是为了让自己和真正的"精神疾病患者"有所区分。对于他的言行，我一点儿也不介意，顺其自然地和他聊了下去。

"嗯，很高兴见到你！"我说。

"对不起！"他摊开双手，极力想要掩饰内心的不安，"我是约翰。嗨！"他说道，然后又伸出手，紧紧地握住我的手。

"你所说的'多'是指喝了多少呢？"我开始提问。

"我也不知道。"他答道，"我每天喝几杯啤酒，也可能更多吧！"

"你是一个人来的吗？"

"是的。嗯，我是说，我的妻子也来了，但不是她强迫我来的。"他一边回答，一边向门口示意。

和约翰聊了一个小时，我明白他来见我只是为了宽慰妻子。他说："我爱她，我什么事都听她的。"

然而，抛开妻子的担忧不谈，约翰认为自己并没有酗酒的问题。他承认最近感到工作压力越来越大，越来越喜欢一个人待着，喜欢下班时喝几杯啤酒放松一下。这能有什么问题呢？最后，在约翰的允许下，他的妻子加入了我们的谈话。她基本上同意约翰对自己的评估，但是她认为，他的压抑情绪对他们的婚姻，以及他与家人和朋友的关系产生了负面影响。关于这一点，约翰并没有告诉我。

因此，我的难题来了：约翰是否患有心理疾病呢？

约翰一定会第一个跳起来说"肯定没有"。他很会赚钱，拥有美满的家庭和值得信赖的朋友，他是个独立且自信的人。"可能患有心理疾病"这样的事情根本不可能发生在他这样的成功人士身上。事实上，他认为这种诊断对他来说简直就是奇耻大辱。如果邀请 5 位精神科医生共同会诊，对关于他是否符合某种精神疾病的诊断标准提出看法，可能会出现 5 种不同的意见。并且，如果判定他符合诊断标准，他们肯定会就具体病种展开精彩绝伦的辩论。可是不管诊断结果如何，在我看来，约翰显然并不处于健康的心理状态。他坦率地承认，自己的生活过得不美满，经常感到筋疲力尽、压力很大，并且自己迫切地想要改善这种状况，于是他用酒精来麻痹自己，以应对高强度的工作压力。妻子认为他这样的状态已经对家庭生活造成了负面影响，所以夫妻俩都迫切地希望事情向好的方向发展，这对他俩来说特别重要。

在接下来几个月的咨询谈话中，我发现约翰不仅酗酒，还伴有轻微的抑郁症状。比如，晚上入睡困难，白天疲惫不堪，在工作中有时大脑一片空白。晚上，他大多数情况下都睡在楼下客厅的沙发上，电视机自动循环播放着奈飞（Netflix）公司的电视剧。他和妻子几乎没有性生活，究其原因是他觉得"没有心情"。

酒精能让他的思维慢下来，让他感到解脱，从而迅速地缓解压力。这是一种很容易让人逃避现实的方式，能让人在当下感觉更好，但效果很快就消失了。他发现自己想更频繁地"进入那种状态"，甚至整天都想。尽管约翰承认了这一切，但他并不完全符合重度抑郁症的诊断标准。通常，当人们谈论像精神疾病这种被严重污名的话题时，往往会对患者自愿接受治疗的积极性造成极大的打击。不过，即使约翰并不完全符合诊断框架里的患病标准，仍然有办法帮助他改善心理状态。

不回避、不忽略，是发现心灵奥秘的关键

你有没有思考过心理健康和心理不健康之间的区别？估计大多数人都没有思考过。了解两者之间的区别是激活自我疗愈行动的非常重要的一步。

心理健康不仅是心理学术语，我更希望读者把保持心理健康当作一种理想的生活状态，这是指一种有目标、心态平和、内心满足、充满希望的生活状态。如此一来，我们就会懂得自己所选择的生活方式在促进心理健康方面有如此重要的作用。

美国精神病学协会（American Psychiatric Association）将精神疾病定义为"出现情绪、思维或行为（或这几方面结合）变化的……与社会、工作或家庭活动中的痛苦和／或问题有关的健康状况"。精神病学家常用的诊断指南——《精神障碍诊断和统计手册》（*Diagnostic and Statistical Manual of Mental Disorders*）中罗列了与特定的精神障碍相联系的症状，人们很快就发现其中遗漏了一些会导致许多人遭受严重情绪困扰的情况。例如，指南对

于孤独感或被忽视的感觉没有诊断标准，对于缺乏目标感也没有诊断标准。虽然以上这些症状表现本身达不到精神障碍的诊断标准，但对人们的情绪和生活却产生了深远的影响。所以超越对精神疾病的普遍认知是如此之重要，尤其是在我们考量那些促进自己心理健康的行为是否有价值的时候。心理健康是我们所有人都需要关注的，是所有人在追求幸福生活的道路上绕不开的话题。

在没有准备的情况下，如果被问到关于"心理健康"的问题，哪怕并不知道美国精神病学协会，你也会毫不犹豫地罗列出一系列符合美国精神病学协会针对精神障碍定义的诊断名词，比如抑郁症、焦虑症、双相情感障碍症、药物滥用或精神分裂症等。你会谈起流行的电影或书籍，其中有与精神疾病作斗争的人物，如电影《乌云背后的幸福线》（*Silver Linings Playbook*）或《移魂女郎》（*Girl, Interrupted*）中的角色；甚至你还会谈到小说中完全虚构的人物，比如夏洛克·福尔摩斯（Sherlock Holmes）或蝙蝠侠（Batman）的宿敌小丑（the Joker）；有些人甚至还会谈论被诊断患有精神疾病的朋友或爱人。我们有充分的理由这么联想：一说起心理健康，我们的大脑会立即想到一切具有负面影响的人和事，而不是具有正面影响的人和事。

与这位患者进行了数小时的交谈，并从我个人战胜抑郁症的经历中反思之后，我个人理解的健康的心理就是，不管目标是什么，整个人都会充满活力，并有信心和能力去实现这个目标。简言之，健康的心理状态是我们每个人都应该努力追求的。追求心理健康不仅是为了预防精神疾病，更是为了过上更丰富、更充实的生活。

在这方面，这种区别与人们对身体是否健康所做的区分几乎没有差别。如今，很多人都明白，等到生了病再来照顾自己的身体就为时已晚。我们努力保持身体健康，无论是调整饮食结构、减少饮酒，还是定期去健身房，都是可行的办法。相较于拥有轮廓分明的腹肌或健美的手臂，我们更需要的是把自己的事情做好并保持身心处于最佳状态。

拥有健康的身体不是一蹴而就的，需要持续投入和维护，喝一杯健康的果汁或骑几次动感单车不会让我们立刻就获得健康的身心状态。无论今天我们的身体状况如何，如果不持续关注饮食、花时间运动，不久之后我们就会发现自己面临患高血压、心脏病或糖尿病等慢性疾病的风险。我们一生都在追求身体健康，读者可能已经猜到了，其实追求心理健康也没有什么不同，无论我们认为自己的内心有多么健康，都需要持续地与自己的内心进行积极联结与对话。

当我们摒弃"精神疾病是一系列可以诊断的疾病或是大脑中发生紊乱的化学反应"的观念，就会发现自己有能力和力量采取措施积极地改变这种状态，使自己的生活变得更好。

尽管人们认为只有医生才能医治疾病，但遗憾的是，医学界对人脑的内部运作机制的认知仍有很多空白。虽然医学界每天都有新的研究成果发表，研究者对大脑中激发思想、感觉和行动的不同分子和运动过程进行了卓有成效的观察，但这些观察结果并不能很好地解释心理障碍的具体成因，也无法提供有效的治疗方法。当我们理解到这一点时，就会发现自己就是最好的专家，自己就掌握着解决心理障碍和维持心理健康所需的全部工具。

作为一名精神科医生，我曾一直认为在治疗过程中医生对患者所做的工作非常重要。但真实的情况是，真正的治疗是从患者走出诊所大门回归生活的那一刻开始的。在患者自己的生活中，他们需要将就诊时讨论过的治疗计划付诸行动，也可以自己制订新的计划，还可以运用所学知识打破阻碍自己做出改变的思维惯性或情感习性。在日常生活中，患者需要努力成为追求自我健康旅程中积极的参与者。

心理健康，一个追求幸福生活道路上绕不开的话题

从医学院毕业几年后，在一些病例中，我仍然难以区分对压力事件的正常情绪反应和需要医疗干预的精神疾病。大多数同事都承认有类似的感受，想要确定某人是否患精神疾病并不是那么容易。走进医生诊室的大多数患者都表现出抑郁或焦虑的症状，或者两者兼而有之。这可不是什么出人意料的事：抑郁症和焦虑症是两种常见的精神疾病，影响着全世界的数百万人。我所面临的诊断困惑如：患者在配偶去世后的忧郁情绪属于一种合

乎预期的暂时反应，还是可能需要积极的治疗？我们如何能够确定呢？

遗憾的是，对于精神疾病或情绪困扰问题，没有像验血或 X 光这样的客观指标作为参照判断。精神科医生凭借《精神障碍诊断和统计手册》为饱受精神疾病折磨的人进行诊断，该领域的人将该手册称为"诊断圣经"，整本手册不到 1000 页，却含有大量关于精神疾病的有用信息，包括流行病学相关理论和诊断数据。如果翻到关于广泛性焦虑症的部分，我们会看到其常见症状以及帮助心理医生做出正确诊断的检测标准。

尽管神经科学技术取得了巨大的进步，包括大脑成像研究可以确定大脑的哪些区域能对情绪变化做出反应，但诊断过程归根结底还是要依赖于医生的提问和患者对一系列基本问题的如实回答。比如："在过去的一个月里，你是否感到沮丧、孤独或绝望？你是否对你通常喜欢做的事情失去了兴趣？你是否感到精力不足？你有睡眠问题吗？你的食欲有变化吗？你是否感到愧疚或自身没有价值？"如果患者给予这些问题中的任何一个肯定的回答，那么医生继续提问并进一步了解细节是很重要的。比如："你这种感觉持续多久了？你以前经历过这种情况吗？你是否有抑郁症或精神疾病的家族史？这些感觉对你的日常生活有哪些影响？"

患者的特定症状固然很重要，但这些症状的持续时间和其出现的环境也很重要。比如在某个案例中，一位刚刚失去配偶的患者，他感到悲伤和绝望的时间有多长？是一个月还是一整年？这会影响他的工作吗？他与朋友和亲人的关系如何？这种情况会导致他产生自杀的想法吗？这些问题很重要，因为它们决定了心理医生的诊断结果以及给出的治疗方案。

让我们面对现实吧，如果你觉得自己一文不值，没有动力，大部分时间都是独自一人，对你曾经喜欢的事情失去了兴趣，那说明你可能患上了抑郁症，也可能只是正在经历心理低谷期。医生通过仔细聆听，在了解你的症状的严重程度和持续时间后，应该能够判断你到底是患上了抑郁症还是正在经历低谷期。《精神障碍诊断和统计手册》提供了心理疾病诊断的标准模板，以及许多有用的诊断清单，然而患者的描述为该诊断过程带来了真正的价值。当医生在思考如何最大限度地帮助患者改善症状时，最重要的就是对这些诊断标准的细微差别做到明察秋毫。

但是如果我不告诉读者《精神障碍诊断和统计手册》是有局限性的，那也是我的失职。《精神障碍诊断和统计手册》是不断发展的，自1952年首次出版以来，它已经被修订了多次。至今为止，《精神障碍诊断和统计手册》里仍包括一些具有争议的诊断，比如对分离性身份识别障碍（俗称"多重人格障碍"）的诊断，以及对破坏性心境失调障碍的诊断。

精神科医生经常在机构会诊和学术会议上辩论这些诊断标准的有效性。然而，撇开争论不谈，该专业领域的从业人员急需一种便于操作的工具来实现标准化诊断过程。此外，尽管《精神障碍诊断和统计手册》的篇幅很长，但它无法解释患者所描述的每个细节。

例如，《精神障碍诊断和统计手册》并不能解释约翰为什么要坚持不懈地在他所做的每件事上都追求成功。作为家中长子，他还没准备好时就被迫长大。高中期间，约翰失去了母亲，为了照顾父亲和弟弟，他不得不保持坚强。约翰放弃了在平日里跑步的习惯，因为他认为跑步让自己离开家人太长时间，但是作为成年人，这是他喜欢的放松方式。问题很快就清楚了，约翰花在跑步上的时间不仅仅是一种逃避，这项活动对他来说就像呼吸新鲜空气一样重要，这同样也是他抑制酒精成瘾的最佳"药物"，能让他感觉更加神清气爽，并能更好地与家人和朋友沟通。这其实就是自我疗愈的工作原理。

没有动力，是因为对生活失去了兴趣

根据世界卫生组织发布的数据，抑郁症是致残的主要原因之一。在全球范围内，有超过 2.6 亿人正在与抑郁症作斗争，并且焦虑症影响的人群数量比抑郁症还多。乍一看，这些数字令人震惊，但其实这些数据可能并不能完全代表这两种常见精神疾病的患病率。并非每个正在与精神疾病作斗争的人都知道自己患有精神疾病，而那些知道的人也可能因为一些原因不寻求专业医生的帮助。这两种类型的患者往往选择继续得过且过，没有意识到精神疾病可能会给他们的生活带来长期危害。

人们特别喜欢谈论"韧性",非常看重勇气这一品格,这种品格让我们在生活中遇到困难时勇往直前。然而,以这种方式强调韧性有点像一把双刃剑。试着想一想这种情况吧:你打网球的时候弄伤了膝盖,打算试着扛过去,你可能暂时没事,也许能完成比赛,甚至第二天还能再继续这项运动几个小时,但最终结果是身体受到伤害。因为身体损耗太多,而且没有给予它充足的时间让它休息和康复,它可能会在之后出现更严重的问题。

篮球迷们应该熟知全明星前锋凯文·杜兰特(Kevin Durant)效力金州勇士队(Golden State Warriors)时的悲惨故事。这支总部位于加州的篮球队在2019年NBA西部联盟半决赛对阵休斯敦火箭队(Houston Rockets)的比赛中,杜兰特在底线起跳投篮,落地时,崴到了右脚,他疼痛难忍,一瘸一拐地离开球场,很快被诊断为右小腿肌肉拉伤。

对于这样的伤病,医生通常的治疗方法是让患者休息,但是由于球队面临着夺冠的巨大压力,尽管受伤的小腿尚未康复,杜兰特仍在第5场比赛中回到了球场上,与多伦多猛龙队(Toronto Raptors)展开较量。勇士队希望以"神枪手"著称的杜兰特能够带回胜利的奖杯,在系列赛中力挽狂澜。不幸的是,在上场仅12分钟后,杜兰特起跳用力过猛,直接导致他的右脚跟腱断裂。这次的伤势更严重,不仅需要手术修复,还提前结束了杜兰特在本轮赛季的比赛,整个球队的冠军梦也就此破灭。

我为什么要讲这个故事呢？不仅是因为我自己是篮球迷，还因为我深刻地认识到，照顾心理就像照顾身体一样重要，因为心理和身体一样承受能力有限。如果在大脑告诉我们要休息的时候，我们不闻不问，继续沉浸在消极的想法之中，或者如果让大脑随着铺天盖地的"如果……将会……"而高速运转，我们就会陷入更深层次、更严重的问题之中，产生巨大的精神内耗。

在我的职业生涯当中，我治疗过无数患者，他们不得不承认，如果早一点向家人、朋友或心理健康专业人士讲述自己正在经历的事情，或者早一点敞开心扉，那么就可以避免之后的很多痛苦。但是，由于我们没有像对待身体疾病那样重视心理疾病，许多人遭受了很多不必要的痛苦，甚至放大了痛苦的感觉。因为我们太专注于心理疾病，而不是心理健康，所以我们忽略了这些小问题，而这些小问题叠加起来就会成为大问题，这一点尤其需要改变。我们需要改变对心理健康的思考方式，努力去做那些可以改善心理健康的事情，以便更好地拥抱快乐的生活、与他人联结并实现个人成长。

精神内耗来自铺天盖地的"如果……将会……"

如今，我们会发现很多人都在谈论"全面健康"的话题，或者说很多人每天都在保持健康的习惯以提高整体的健康水平。这种对保持健康和预防疾病的强调正在改变人们对健康的看法，这当然也包括心理健康。在当今社会，健康产业是一个价值数万亿美元的产业，带动着健身、瑜伽等身心干预活动以及大脑保健食品等行业的发展。

虽然不是所有关于健康的主张都有科学依据，但这一蓬勃发展的领域已经具备相当的影响力，并以精神病学领域无法预测的方式扩大了心理健康的涵盖范围。在很多情况下，传统医学主要关注大脑，而忽略了心理（我们稍后会详细讨论两者的区别），而那些在保健领域工作的人则承认，健康的心理是个人整体健康的必要组成部分。除了心理咨询，我听到的关于焦虑或创伤的最坦率的对话发生在瑜伽馆、健身房，甚至是果汁吧里。这些空间的环境设计关注人的心灵成长和潜力开发，能真正鼓励人们敞开心扉。在美国，一些瑜伽馆的老师会先带领学员进行 60 分钟的流瑜伽练习，再向大家讲述自己在本周遇到的困难，以及自己是如何努力战胜这些困难的。这种坦率的对话不仅有助于消除大家对心理健康问题的偏见，还能帮助大家认识到，如果没有对心理和情感的关照，我们就不可能拥有全面的、健康的、幸福的生活。

一些精神科医生可能会将任何未经美国食品和药物管理局（Food and Drug Administration）批准的药物和治疗方法视为伪科学，这确实是一个复杂的问题。随着更多同行评议研究成果的发表，医生和研究人员不断了解到，处方药并不是治疗精神疾病的"万能药"和"终极药"。大量研究表明，呼吸练习、冥想和瑜伽之类的身心练习的干预可以减少焦虑、改善情绪和睡眠。同样，我们所吃的食物也会对我们的心理健康产生影响。越来越多的证据表明，OMEGA-3 脂肪酸和 B 族维生素等营养物质不仅影响大脑的工作方式，还影响我们的心理感觉。此外，就像在锻炼过程中训练肌肉群一样，学习如何训练自己的思维方式，可以帮助我们抵消可能会导致抑郁症或焦虑症的思维模式的影响。我们还可以使用许多方法培养出更强的韧性、更丰富的同情心并收获更大的满足感。我们将在本书的后续章节中详细讨论这些内容。

生活赋予我们个性、洞察力、选择权和人生目标。尽管如此，我们依然会发现自己迷失了方向，正处在十字路口，或者试图弄清楚自己是谁。也许我们经常会觉得自己被误解，或者我们只是在人生的路上漫无目的地走着，努力想看看自己的生命如何在人类历史长河中产生价值。虽然我从未和你有同样的人生经历，但我的个人经历和职业教会了我一件重要的事情：我们对自己的了解远比想象中多。虽然我们都是环境和基因的独特组合，但有一点是对所有人都适用的：我们需要的是对自己有用而不是与自己作对的头脑。这就是心理健康的意义所在。

在下文中，我将谈到关于自我保健的艺术和相关的科学知识，以及为什么自我保健确实是我们可以用来辅助自己保持心理健康的有力工具之一。当我们对这些不同于以往的实践方法越来越了解后，就可以取其精华，去其糟粕。虽然追求心理健康没有放之四海而皆准的方法，但其中总有一种适合你。我的目的是向读者提供更多、更丰富的练习工具，这样大家就能审视自己的内心，看看怎样做才能拥有有目标、心态平衡、感到满足和幸福的生活。在心理医生的诊室之外，我们可以做很多事情来促进心理的健康。现在开始，看看哪些练习适合你吧！

第 ❷ 章

漫步于思想与情感的交汇之处

生物学给了人类一个大脑，生活把它变成一种思想。

在实习培训的早期，泽克（Zeke）被转介到我这儿。因为是第一次见面，我想先了解他的生活细节，但短短几分钟后我就被泽克打断了，他直接问我要一种新的抗抑郁药物来修复他所说的大脑"化学失衡"。

那时的我还是门诊部的新手医生，泽克却是心理健康护理方面久经沙场的老手。事实上，他自己就是一名心理医生。在被转介到我工作的这个小诊所之前，他年复一年地被从一个医生转介给另一个医生，不断寻找能治愈他的抑郁症和焦虑症的药物，或者药物组合。

"药物的效果只能维持一段时间，然后就失效了。"他说，"我需要的是立刻就能见效的，而且要持续有效的药物。"

"你服用过什么药呢？"我想要了解他遇到的问题。很多患者在第一次服用抗抑郁药时症状并没有得到缓解，这已经不是什么秘密了。事实上，抑郁症的序贯治疗研究（STAR*D）是一个大型研究项目，专门研究药物对轻度至中度抑郁症患者的有效性，结果是只有大约 1/3 的患者在第一次服用抗抑郁药物后抑郁症状会减轻。在患者感觉症状改善之前，他们不得不尝试多种不同剂量的药物，这种情况并不罕见。在某些情况下，处方药根本不起作用。我没想到尽管泽克知道这些，在我问了这个问题后，他仍然列出了一长串不同药物的清单。

"嗯……我服用过百忧解（Prozac）、左洛复（Zoloft）、安非他酮（Wellbutrin）、曲唑酮（Trazodone）、安必恩（Ambien），"他神情严肃地说，"还有……文拉法辛（Effexor），还有很多，这些应该都列在了我的病历记录里。"

果然，当我在笔记本电脑上仔细阅读他的病历时，我看到了以前医生的记录。他不是在开玩笑。我发现自己被电脑屏幕上长长的药物列表搞晕了，不确定市场上还有没有他还未尝试过的抗抑郁药物。在思考如何才能帮到泽克的时候，我感到很困惑。泽克自己就是心理健康专家，并熟练掌握我经常介绍给患者的所有技巧。然而，他却跑到诊所来了，恳求我给他开新的处方药，好让他内心深处相信，他的大脑没有按照其本应该的方式工作。他想让我治愈他，而且要快。

我有点理解那种想要快速振奋情绪的渴望。不幸的是，因为背负着精神疾病的耻辱观念，加之受到医疗保险的各种限制，以及仅仅是抱有想要撑过去的愿望，当患者们来到我的诊室时，其实已经到了崩溃的边缘，迫切需要帮助。

难怪患者想要立竿见影的疗效，即刻使症状得到缓解。

在我这里，有很多与泽克类似经历的患者。不只是我，我的许多同事也遇到过类似于泽克的患者，他们走进精神科医生的诊室，希望医生能快速诊断，并为他们提供快速、有效的治疗，让他们立马恢复到正常、平衡的状态。毕竟，内科医生可以通过开血管紧张素转化酶（ACE）抑制剂来控制患者的高血压；内分泌学家可以制定个性化的胰岛素治疗方案，让糖尿病患者过上更长久、更健康、更独立的生活。这是医生被教导要做的，也是患者的期望：拿到处方笺，就能药到病除。

然而，精神类疾病并不适合这种模式的"修复"治疗。治疗大脑疾病非常困难，不仅因为大脑非常神秘，还因为大脑产生了思维。理解大脑和思维之间的差异是至关重要的，稍后我会在书中详细讨论这个问题。即使每个精神科医生都可能见过像泽克这样的患者，但患者的生活、经历和想法等无数小细节使得每个人都各不相同。心理健康专家会根据不同患者所面临的困难采用不同的思维方式，进而提供最佳的诊疗方案。

作为一名精神科医生，我每天都倾听很多人诉说自己的经历，全是关于孤独、内疚、兴奋和心痛的心路历程。比如像刚刚离婚的男人，用能麻痹自己忘掉悲伤的酒精来填补内心的空虚；或者某个女人的生活好、丈夫好、工作好，却仍然感到不快乐。虽然每位患者的人生经历各不相同，但在谈到期望能从我这里得到什么时，他们的回答却大致相同。尽管对于这些痛苦通常没有完美或快速的解决方案，也没有什么完美的疗法或神奇的药物，但是如果想治愈，我们就要从理解健康心理是什么状态，更重要的是，心理不健康是什么状态开始。

用简单的方法修补心灵的空缺

在过去的几十年里，神经科学领域的进步改变了我们对精神疾病的看法。现在，不断进步、不断创新的科学技术让我们得以窥见人类身体的神秘器官——大脑。我们已经对大脑在不同疾病中的影响有了相当的了解，也由此产生了很多令人兴奋的研究成果。听说过杰出的精神病学家、心理医生和研究人员从大脑区域、神经元和神经递质的角度来讨论精神疾病吗？普遍的观点是，大部分精神疾病是由于大脑的特定区域（如前额皮层、杏仁核和边缘系统）的连接和交流不畅导致的。这种观点并非完全错误，因为有一些值得注意的例子，我们可以将情绪、个性和行为的变化与大脑特定区域的损伤联系起来。

以菲尼亚斯·盖奇（Phineas Gage）为例。19世纪中期，这位年轻勤奋的建筑工头一直以来被铁路公司的同事以及他的家人和最亲密的朋友认为是一位善良、有礼貌的绅士。可他在25岁那年经历了一系列不幸。这位年轻人由于操作不当，引发了一场爆炸，一根近1米长的钢筋从盖奇的左眼穿过大脑前部，并从头骨顶部穿出。

神奇的是，盖奇在这场灾难中幸存了下来。他虽然失去了眼睛，但其他方面恢复得不错，并回到了工作岗位。可是从他的朋友和医生那里得知，虽然盖奇保留了部分智力和体力，但是他的性格却发生了很大的变化。他变得无礼、冷酷且难以相处，很容易生气，甚至喜欢喋喋不休地骂人。因为他的行为举止发生了明显的变化，不少著名医生和科学家当时就怀疑，他的巨大变化可能是由大脑额叶损伤导致的，现在他们有了更多的证据来支持这个说法。毕竟，一根钢筋直接穿过了盖奇的左额叶，对大脑该区域造成了明显的物理损伤，这些假设并非毫无价值。如今的脑成像研究表明，明显的行为变化实际上与大脑额叶的损伤有关，我们也可以在额颞叶痴呆综合征中看到这种现象，这是一种神经退行性疾病，医生在患者丧失记忆之前的很长一段时间内能观察到患者性情和举止的改变。

研究类似于盖奇这样的病例，我们不禁要问：大脑病变，特别是前额叶皮质的病变，是否也可能导致重度抑郁症或双相情感障碍等精神疾病？1966 年，查尔斯·惠特曼（Charles Whitman）持枪爬上了得克萨斯大学（The University of Texas）奥斯汀分校标志性的钟楼，这一事件登上了新闻头条。这位前海军陆战队员向人来人往的校园开枪，杀死 14 人，打伤 30 多人，最后被警察击毙。在这一可怕的事件发生之前，惠特曼曾咨询过校园心理医生，他接受治疗时承认自己感觉很糟糕，在愤怒中挣扎。惠特曼的大脑成像是否也能提供同样的线索？也许，这种线索能帮助我们解释这种令人发指的、无法解释的行为。

当医生对惠特曼进行尸检时，他们发现他患有多形性胶质母细胞瘤，这是一种恶性脑瘤，严重压迫大脑中称为杏仁核的部分，而杏仁核的作用就是调节情绪和处理恐惧。针对这一发现，我们提出了一些重要问题：如果没有脑瘤，惠特曼是否会犯下如此可怕的暴力罪行？如果肿瘤在早期被成功诊断和治疗，他的行为是否可以避免？遗憾的是，我们永远无法确定恶性脑瘤是不是令他精神崩溃的主要原因。也许仅仅是一个对他行为产生影响的因素，就能让他已经脆弱的心理状态更加糟糕。这些问题仍然值得深究。

像盖奇和惠特曼这样的案例引发了更宏大的哲学问题，即人类的行为在多大程度上是由正常运作的大脑所决定的？大脑能承受什么样的侮辱，哪些伤害可能导致精神疾病？虽然相关的科学研究有很大的进展，但遗憾的是，我们很难具体回答这些问题。

大脑，身体内最神秘的器官

大脑病变对常见精神疾病的影响虽然证据确凿，但本质上，大脑没有明确的"抑郁"或"焦虑"区域。研究表明，有几个大脑区域与抑郁情绪有关，例如杏仁核、海马体、阿肯伯氏核和前额叶皮层。但这并不是说如果我们去掉其中一个，马上就会出现严重的抑郁症状。这可不是那么简单的事情。

由于这些常见的精神病症涉及如此多的不同区域，科学家们研究了它们之间的联系和神经回路。这些神经回路中的每一个都由成千上万的神经元组成，向整个大脑的不同位置发送重要的信号，激发我们的每一个思想、感觉和行为。构成神经回路的每一个脑细胞都通过释放独特的化学信使（称为"神经递质"）来参与这一复杂的交流过程。

大脑中有 100 多种不同类型的神经递质，提供特定的"信息"，支配着大脑的功能。目前，科学界只确定了少数几种能够发挥特定的精神作用（影响我们的思维、行为和感觉的方式）的物质。你可能听说过血清素，有时它被称为"情绪"或"镇静"化学物质；也可能听说过它在单胺家族中的一些对等物质：去甲肾上腺素和多巴胺；还有影响情绪活动的其他重要物质，包括组胺、谷氨酸、γ - 氨基丁酸和乙酰胆碱。

科学家们已经证明，神经递质沿着不同的大脑回路进行传递，以激活与情绪有关的特定脑区。这包括边缘系统，或负责我们情绪状态的大脑区域网络，如杏仁核。大脑的其他部分，如前额叶皮层，已经被证明控制执行功能或高级认知功能，如判断和决策。它们似乎也与调节情绪有关。虽然科学家无法确定是大脑的哪个特定区域负责让你感到快乐或悲伤，但他们注意到，一种特定的神经递质过多或过少的时候，或者当神经元将这些神经递质传递给邻近细胞时，接收这些神经递质的受体的活动，就与情绪紊乱有关。

一些关于神经递质和大脑的早期研究发现，多巴胺水平的升高会导致奖励感的增加。大约在同一时间，1967 年，英国精神病学家亚历克·科彭（Alec Coppen）的研究表明，大脑中缺乏可利用的血清素会导致抑郁状态，这就是所谓的血清素抑郁症假说。许多人希望将这些研究转化为治疗药物，通过在我们大脑中简单地提高或降低这些循环往复的化学物质水平，来迅速改善病情紧急的患者的情绪。

研究人员花了近一个世纪的时间试图用与神经递质有关的化学反应来解释心理疾病，这是有充分理由的。如果医生能够识别出大脑中出现问题的特定化学物质或过程，他们就有可能直接用药物解决这个问题。在 20 世纪初，这些想法引起了人们对精神医学领域的好奇心。到了 20 世纪 50 年代，医学界对精神分裂症和重度抑郁症等疾病的药物治疗开始兴起。1957 年，第一篇用药物治疗抑郁症的学术论文发表，讲述了药物丙咪嗪的故事，丙咪嗪能提高大脑中不同神经递质的水平，并被发现具有抗抑郁作用。到 20 世纪 70 年代，科彭的血清素假说成为最终开发和利用 SSRIs[①]的基石，这种药物可以阻止细胞对血清素的再摄取，使这种神经递质更多地在脑细胞之间传递信息。1987 年，美国食品和药物管理局批准了百忧解上市，这是一种新的 SSRI，效果更好，并且更加安全。在一年内，它成为美国使用较广泛的处方药物之一。

在整个 20 世纪 90 年代，抗抑郁药物越来越受欢迎，为数

---

① "SSRI" 是一种抗抑郁药物的统称，即"选择性 5-羟色胺再摄取抑制剂"，"SSRIs" 为复数形式，指此类药物。

以百万计努力摆脱精神痛苦的人带来了希望。百忧解是第一个SSRI，紧随其后的，像帕罗西汀（Paxil）、左洛复和依地普仑（Lexapro）很快就出现了。根据美国疾病控制和预防中心（CDC）收集的数据，1988 年至 1994 年，成人和 12 岁以上儿童的抗抑郁药处方增加了 400%。所谓的百忧解革命已经开始，人们相信，修复我们大脑中的化学失衡是获得幸福的关键。

想一想这些药物的营销广告吧！我还记得电视上播放的第一个左洛复广告。这个广告描绘了一张浮肿的、郁郁寡欢的脸，在乌云密布的背景中痛苦地挣扎，旁边有一只忧郁的蓝知更鸟看着广告主角。"虽然原因不明，"在爵士乐的衬托下，画外音说，"抑郁症可能与大脑中神经细胞之间的天然化学物质的不平衡有关。"这个信息简单、扼要、令人难忘。那则广告第一次在电视上播出的时候，我刚好读大学第一学期。当我和朋友们深夜出去吃夜宵时，就吹着这首很流行的朗朗上口的广告主题歌。

"是我们的大脑化学物质失衡了吗？"当感到压力或焦虑时，我们就会互相询问。对方立即回答说："也许我们需要一些左洛复！"

对普通民众来说，对于神经递质和精神疾病的了解最早就来自这些广告。10 年后，我进入医学院学习更多关于大脑的知识，但这些早期的广告使我强烈地相信，心理健康只是一个选择的问题，或者说是不良基因的问题。这些广告还支持这样的观点：SSRIs 是最好的，也许是唯一能治愈心理疾病的药物。这些信念无疑改变了患者和精神科医生对心理疾病的思考和治疗方式。

别对那些小药丸抱太大希望

据美国疾病控制和预防中心统计，每年有数千万美国人服用抗抑郁药。在医学院学习和实习期间，我知道了运用 SSRIs 是治疗抑郁症的黄金标准疗法，向患者提供此类药物被认为是给他们提供了使他们心理状态变好的机会。我所接受的教育几乎完全肯定"患者想要康复就必须使用百忧解或类似药物"的观念。

当我与患者交谈时，经常被问及不同抗抑郁药或精神药物的作用，我会尽力解释它们为什么能起到作用。百忧解、左洛复和依地普仑是比较著名的抗抑郁药，它们是 SSRIs，通过阻断大脑神经元之间血清素的再摄取而发挥作用，进而增加了血清素的可用性。血清素是一种神经化学物质，长期以来被认为与情绪有关。

然而，在抑郁症的治疗中，SSRIs 类抗抑郁药并非唯一的选择。SNRIs（选择性 5- 羟色胺去甲肾上腺素再摄取抑制剂），如文拉法辛或欣百达（Cymbalta）能增加血清素水平，同时它们也增加另一种大脑化学物质——去甲肾上腺素，这种化学物质与改善情绪和减轻焦虑有关。其他抗抑郁药，如安非他酮，能降低甲肾上腺素和多巴胺水平，可以改善大脑的能量。

精神科医生还可以为处于更极端的情绪困扰中的人开出情绪稳定剂药物。你可能听说过像锂剂（Lithium）和双丙戊酸钠（Depakote）这样的药物。这些药物有助于控制情绪在高涨和低落之间的波动，就像在双相情感障碍或分裂情感障碍中常见的那样。这是相当强效的药物，只能在特定的情况下使用。尽管有严格的使用限制，但是这并没有阻止我的一名患者——迈克在与女友分手后要求我给他开锂剂的处方，以帮助他"平复"情绪，使他能够更好地度过困难时期。

"我不喜欢自己面对压力的反应，"他告诉我，"我讨厌这种感觉。"

我没有给他开处方，因为药物不能解决根本问题。人们产生不良情绪是有原因的，我们的感觉不仅有助于我们生存，还有助于我们在复杂的环境中茁壮成长，它还能给我们提供额外的信息，帮助我们做出决定、避免危险，并与其他人互动。虽然预期的情绪波动可能会带来麻烦，但这些情绪波动就是我们作为人的重要组成部分。我们应该体验情绪的波动，正因如此，在面临生活的考验和磨难时，我们的情绪才不会保持不变。

还有美国食品和药物管理局批准的药物，如氯胺酮（Ketamine），它可以阻断被称为 N - 甲基 - D - 天门冬氨酸（NMDA）的特殊谷氨酸受体，并被发现能够有效治疗难治性抑郁症。氯胺酮有望迅速逆转抑郁症状，而且有一些证据表明，使用氯胺酮也有可能逆转自杀的想法。问题是，当研究人员观察氯胺酮对情绪的长期影响时，证据并不那么明确。仅仅依靠氯胺酮就能治愈抑郁症，就能过上幸福的生活吗？就像其他用于治疗抑郁症的药物一样，答案可能是否定的。

尽管如此，如果不幸患上精神疾病，医生有很多处方药可以用来治疗，每种药物对大脑的作用方式略有不同。在大多数情况下，这些药物的使用都是基于这样的假设：精神疾病，无论是抑郁症、创伤后应激障碍，还是双相情感障碍，都是大脑中某种化学物质失衡的结果。虽然这些药物可能会让大脑神经系统产生轻微的变化，但不一定有能力影响我们的思想。要真正从抑郁症或任何其他精神疾病中恢复过来，必须找到继续前进的动力，要有梦想、有希望，拥抱现实，也拥抱未来。这些感觉让我们坚信生活美好，带我们走过最黑暗的夜晚，进入光明的明天。不幸的是，没有哪一种药物能给我们带来这种感觉。

需要注意的是，抗抑郁药物可能需要几周的时间才能发挥作用；大多数人在开始服用2~3周后才感觉到病情有明显好转，也有可能药物在几个月后才完全起作用。当抑郁症或焦虑症抑制了我们的工作能力，阻碍了我们与家人或朋友的互动，或妨碍了我们在日常生活中找到快乐时，几个月的时间就是一个漫长的煎熬期。我还应该申明，医生开出的第一种处方药物不一定是合适的药物，所以不得不开出少量不同剂量的药物，以观察并找到对患者最有效的药物，这种情况并不少见。此外，还有抗抑郁药快速抗药反应的问题。我知道这有点拗口，这是抗抑郁药不再起作用的科学术语。有时候，如果找到了一种对患者有效的抗抑郁药，几个月、几年甚至几十年之后，药效就会消失。科学家们仍然不能确定这是为什么，但这就是我们看到一些患者不断地从一种药物换到另一种药物，希望最新的一种药物能比前一种药物更有效的原因。

　　一些患者，比如泽克，会立刻走进我的诊室，希望我能给他开一些能立即治愈精神疾病的药。当然，开药是治疗方案的重要组成部分，但是我们必须澄清一些错误观念。首先，精神药物不是速效药。如前所述，它们并不总能立即起作用，甚至遗憾的是，对某些患者来说，它根本没有作用。当涉及抑郁症和焦虑症（世界上最普遍的两种精神疾病）时，为治疗这类疾病而推荐的处方药不会立刻缓解症状，也不能"治愈"抑郁症或焦虑症。很多人可能觉得这些话听起来不可思议，可事实就是如此。这些药物的价值仅能够缓解抑郁症最令人虚弱的症状，包括疲劳、失眠、食欲差和动力不足。如果患者服用抗抑郁药，只是等待药物发挥作用，而不做任何其他事情来改善心理健康状况，就会发现自己感觉更糟糕。很多情况下，由于人们对这些药物抱有不切实际的期望，从而产生缥缈的希望，如果药物没有立即发挥作用，就会产生更深的焦虑感。

　　每当我给患者开抗抑郁药的处方时，都会想一个问题：几十年前抗抑郁药物在我自己的康复中扮演了什么角色？事后看来，我很可能从这些药物中受益了，因为我睡得不好，一直很累，体重在下降，而且严重缺乏动力。抗抑郁药可以缓解这些身体虚弱的症状，至少是暂时缓解。但我也知道，仅靠处方并不能使身心痊愈。

　　我听患者讲故事的时候，经常发现自己的感受和经历在他们身上的投射。通常，来找我咨询的人都在努力度过人生的困难时期，或者试图找到某种立足点。他们服用我开的药，并有所好转，我相信这一点是因为我能确保他们对这些药物的功能和局限性有合理的预期。我经常和患者打比方说，患上精神疾病，就像被困在沟里，药物可以帮助你爬出沟渠，但你的生活方式才是让自己完全摆脱这种状态的关键。

尝试与情绪波动做朋友

　　在过去的几十年里，精神疾病治疗的黄金标准从医生与患者在治疗沙发上进行数小时的深入交谈转变成拿出处方笺为患者提供改善情绪的药物。通过化学药物来改善生活——精神药物的使用似乎快速、简单，而且在很大程度上是有效的，但是，多达 1/3 的患者不会对抗抑郁药物产生明显的反应，恼人的副作用可能还会给这些患者带来困扰，使有限的药物效果大打折扣。有些患者一开始可能发现症状有所缓解，但随后药物的效果越来越差。

我并不是说精神类处方药物一无是处。有 2/3 的患者通过服用处方药物症状得到了缓解，就足以证明这一点。而且作为综合治疗方案的一部分，使用这些药物已经拯救了无数人的生命，这是毋庸置疑的。一直以来，研究成果表明，像锂剂、氯氮平（Clozapine）和氯胺酮这样的药物可以减少有严重伤害自己倾向的人的自杀意念。像利他林（Ritalin）和阿得拉（Adderall）这样的精神兴奋剂可以帮助那些患有注意力缺陷多动障碍（ADHD）的人更好地适应学习、工作或生活。当然，像安非他酮、左洛复、瑞美隆（Remeron）和百忧解这样的抗抑郁药，可以降低抑郁症发作时虚弱的严重程度和缩短抑郁发作的持续时间，还可以帮助人们更好地应对疲劳、食欲不振和失眠等令人不安的症状。

然而，如果精神疾病可以仅仅用大脑区域和神经递质出错来解释，那么这些药物应该对与同一种精神疾病作斗争的所有人都有效，在功效上不应该有这么大的差距。事实证明，当人们试图将情绪以及其他心理健康问题提炼成简单的生物学问题时，仍然有很多问题需要回答。

这样的研究试图从科学的角度找出情绪的成因，并解释控制情绪为何是一件具有挑战性的事。虽然抗抑郁药和其他精神活性药物毫无疑问地帮助了全球数以百万计的患者，但抗抑郁药物的广泛使用也给整个精神病学的研究造成了一些不良后果。因为深入探究某一特定抑郁症发作的细微差别的问诊被便捷的药物快速送达所替代，从而限制了医生与患者面对面交流的时间，而且这些抗抑郁药物还有助于推广这样一种观点：只要找到合适的处方药，精神疾病是可以治愈的。因此，许多人没有从生物学以外的角度去寻找关于如何让患者感觉更好的线索，这对医生和患者都是不利的。

虽然研究这些药物让我们看到探讨大脑精神疾病的价值，但这忽略了在促进心理健康和预防精神疾病方面最重要的东西：心灵。

还记得《哲学101》（*Philosophy 101*）中勒内·笛卡尔（René Descartes）这个名字吗？这要归功于他的一句名言："我思故我在。"这位17世纪的数学家是有记录以来第一位试图区分人类的精神和身体的伟大哲学家。他将心智定义为"思考的东西"，并将其与我们的身体表现进行对比。简而言之，笛卡尔认为心灵是一种非物质的物质，它包含了一个人作为个体的本质。这种奇妙的东西使人不仅可以思考，而且可以做梦、怀疑、想象、相信和期望。其他许多开明的思想家也得出了同样的结论：那种无形的人类物质，那些使每个人独特且有个性的东西，简单地说，它们就是心灵。

在此后的几个世纪里，科学家和哲学家们对所谓的心身问题进行了激烈的辩论，许多领先的神经科学家希望在脑细胞和神经回路的内容中找到笛卡尔"非物质物质"理论的生物学证据。我有时会想，如果笛卡尔今天还活着，鉴于最新的科学发现，他可能会重新定义他的心灵概念。从我这个心理健康从业者的角度来看，尽管最新的研究报告还无法明确证实，但心灵和大脑仍然是两种不同的东西。我不能提出一个超越笛卡尔的定义，但对我来说，心灵是一个谜，有非常微妙的差别，更重要的是，我们不知道或不理解大脑是如何产生思想和情感的。

如果大脑是杰克逊·波洛克（Jackson Pollock）的画布，那么我把思想看作是所有抽象颜料泼洒之间的空间，是背景音乐，是铺在地板上的画布而不是画架，是使颜料飞溅的力度，是使用一种颜色而不是另一种颜色的设定，是烟蒂被留在石膏里的原因。心灵是不能被看到、感觉到或触摸到的东西，而是支撑起我们的存在和经验的框架。正是这种框架，就像物理材料一样，创造了一个独特的人，就像我们为一件独特的艺术作品提供支架一样。

身心问题的整个框架似乎让我们不得不选择其中一种来开出有效的治疗药方。我不相信这是真的，尤其是考虑到如何在诊室之外帮助患者达到最佳的心理状态的时候。众所周知，大脑是一台特殊的机器，由大量的化学物质、细胞和电路组成。心灵同样引人注目，应该得到同样的重视。画布上的那些空间蕴含着真理和洞察力，这些真理和洞察力是无法通过放大单一的神经递质来重新创造的。当我们发现自己受限于当前医学在心理疾病治疗方面的现状时，这些精神科学是我们经常可以去寻求缓解的领域。

让我们回到泽克身上。虽然在他来我诊室的第一天，我确实给他开了新的抗抑郁药物，但是几周后他跑来告诉我，这并不奏效。事实上，他比第一次来时感觉更糟，随着我们谈话治疗的继续，很明显，泽克并不是因为大脑"坏了"。确切地说，他正挣扎于一个长期存在且麻烦不断的婚姻中，他对自己本应该热爱的工作感到沮丧、不满。这些都是一种无论疗效多么高的药物都无法解决的问题。

最终，泽克放弃了寻找完美处方药，放弃了他错误的信念，即正确的药物可以缓解他的焦虑这一错误信念。事实上，早在来找我之前，他就决定放弃抗抑郁药物的治疗，也许是由于自己的挫折感，或者是意识到多年来这种方法并不是自己想要的解决方案。随着时间的推移，在他的要求下，我帮助他把药物从一天4片减到3片，再减到2片，最后减到1片。与此同时，他开始将更多的时间投入到锻炼中，以家庭为重。

作为他的医生，作为一个必须努力工作才能摆脱抑郁的人，他的经历对我来说是一个强有力的借鉴。直到泽克将注意力从寻找一种药丸"修复"不良感觉，转移到期望我作为他的医生提供全面的治疗方案，他的症状才得以真正好转。在精神科医生诊室之外实施正确的策略，不仅帮助泽克更好地管理生活中困扰他的部分，还改善了其整体心理健康和身体健康，这才是最有意义的改变。

患上精神疾病是被逼无奈，但人们可以追求心理健康，为了解自己的思想而付出努力。弄清楚情绪发生波动的原因，不仅可以降低我们患上心理疾病的概率，还可以使我们当下拥有更积极的心态和更好的生活。

第 **3** 章

拯救被压垮的自己

医学是一门不确定的科学与充满可能性的艺术。

没有人愿意抑郁，我当然也不愿意。

和大多数之前从未面对过抑郁症的人一样，我第一次重度抑郁症发作时，完全束手无策。然而，回顾过去，我认为抑郁发作之前是可以发现蛛丝马迹的。就我自己的情况而言，抑郁症一直存在，只是潜伏得很深罢了。

自打记事开始，我就喜欢做白日梦。大部分的时间，我都沉浸在自己的想象中，保持思考和深刻的直觉。就算在年幼时，我也能感受到身边的一切，即使是来自家人或朋友的最轻微的失望或不悦的印象，也会让我的头脑陷入一片混乱。我一直在思考，这些感觉从何而来，即使我没有直接参与当时的事件。抑郁症就是这样，它会让你对自己没有做过的事情感到内疚；它会试探你感知的极限，模糊理性和非理性之间的界限；它会使你的身体和精神都疲惫不堪，一天比一天艰难；它还会欺骗你，告诉你只要你更努力、做得更好，或者尝试更多，你就不会感到如此无望。

抑郁症并不是通过遗传的方式遗传给我，也不是创伤性生活事件的产物。我有一个快乐的童年。我被爱我和支持我的家人包围着，身边有挚友，在学校也表现良好。从各方面来看，我的一切都很顺利。从常识上判断，我就不应该是与精神疾病作斗争的人。事实上，在我更小的时候，我甚至不知道有谁会得抑郁症。

我觉得我的想法，包括消极的想法，只是我的一部分，是我独特的生物构造中的许多组成部分之一。

12岁时，我第一次拿起了双簧管。当我的朋友们倾向于选择单簧管、小号或鼓的时候，我却选择了这种非常小众的乐器，这似乎有点意外。就在我加入初中乐队之前，我的父亲无意中听到了一段旋律优美的爵士乐中的高音萨克斯独奏，他对我说："儿子，太美了。是双簧管吗？"当然不是，但不知何故，这个乐器的名字一直萦绕在我耳边。我在选择想演奏的乐器时，被这种强有力的，尽管有时有些忧郁的乐器所吸引。几个月的课程下来，似乎我选择它是命中注定的。因为表现出色，我赢得了得克萨斯州内与双簧管相关的各种荣誉和奖励。高中毕业的时候，我已被纽约市的茱莉亚学院（The Juilliard School）录取，这是所有热爱古典音乐的人的梦想院校。我认识的每个人都认为我未来会在享有盛誉的交响乐团演出。真希望他们是对的。

我所在的高中毕业班人数众多，有超过800名学生。在这些学生中，只有两个人即将去曼哈顿上大学，就是我和我高中的恋人，她是很有潜质的艺术家。对于我们两个来自得克萨斯州郊区的有创造力的孩子来说，我们的未来是光明的。我们很高兴能来到这座非常棒的大城市，一起实现我们各自的梦想。我坚信自己的个人品质，如自我管理、职业道德和毅力等，当年我能被茱莉亚学院录取，同样也能在这儿顺利毕业，并进入梦想的管弦乐团。

音乐为我打开了通往世界各地的大门。在20岁的时候，我已经在美国和其他国家进行了独奏表演。我相信，我的人际关系也在不断地拓展。然而，本该站在世界之巅的我，在茱莉亚学院的第二年，开始感觉不对劲了。我变得越来越不知所措，而那些情绪的浪潮慢慢地把我拉到水下。

起初，我以为更加努力地工作就能解决问题，这是我过去一直坚持的策略。我年轻时的格言是尽可能努力工作，然后再找时间自我疗愈，因为我认为自我疗愈只是对自己努力工作的一种奖励。尽管在纽约有无数的休闲活动，但我却在学院一间壁橱般的小格子练习房里，每天夜以继日地长时间练习演奏。偶尔地，我也会跑去波多黎各诗人咖啡馆（Nuyorican Poets Café）听诗歌大合唱，或者和我的女朋友去新画廊（Neue Galerie）看埃贡·席勒（Egon Schiele）的画。但这些活动屈指可数，与此同时，我每次在休闲的时候，都会为自己没有在音乐上努力精进而懊悔不已，而不是去享受这些有意义的经历和女朋友的陪伴。

回首过去，我可以清楚地看到自己被一种错觉引领着，误认为身体的愉悦和情感的幸福是可有可无的东西。很快，那些让我在整个高中阶段特别优秀的个人特质开始反噬我。经过两年的内心自我折磨，我失去了学习、工作、练习、表演，甚至是爱的所有动力。我没有把这些感觉认定为抑郁症，因为我不知道抑郁症意味着什么，尽管现在我明白了它是如何出现的。我所知道的是，那时的我已经到了不得不离开茱莉亚学院回家的地步。与此同时，我也做出了放弃音乐和初恋的决定。我坚信这样做是正确的，但没能预料其困难程度。

抑郁症是在心中起伏的绝望暗流

放弃音乐至今仍是我所做过的最困难的个人决定之一。音乐给我带来的机会，包括随之而来的社会认可，让我无法割舍。正因如此，我经常怀疑自己的决定。回到得克萨斯州的时候，我内心那些以前隐藏得很好的绝望暗流开始越来越多地冲破表面。抑郁的情绪有起有伏，有时候会觉得自己的头浮出水面重获新生，而有的时候又会觉得自己快被淹死，无法自拔。

从表面上看，很多人一定会觉得我可能还不错。我每天按部就班地生活，但是到了晚上，我却在床上挣扎，难以入睡。我与新同学交流困难，完全不和他们进行眼神交流。当毫无根据的罪恶感袭来时，我甚至难以面对镜子中的自己。家人一直在身旁支持我，但是我很难感受到他们对我的爱。抑郁症让我产生极度的绝望感。我需要帮助，不过，像许多患者一样，我没有意识到这一点，因为我还能勉强支撑，我就以为自己能想办法解决。

大学毕业后，我开始在得克萨斯医学中心一位正在崭露头角的神经科学家手下做研究技师。正是在这个时候，我被抑郁症折磨得透不过气来。每天早上，当太阳升起时，我感觉自己像不会游泳的人被推入深渊。尽管事实上抑郁症正在慢慢折磨着我，但我仍在努力为有趣的研究做出贡献，发表论文、丰富简历，想要在医学院找到一席之地。我本想一直这样假装下去直到成功，我认为这是唯一的选择。也许，这种心态是我毫无根据的、错误信念的产物。我错误地认为幸福根植于成功之中。一个受过教育的非裔美国人只要表现出一丝软弱，就自动等同于失败。即使一天之中有好几次让我觉得不堪重负，我都在竭尽全力地勉强度日。实在难过的时候，我会走进浴室，锁上门，坐在地板上，双手捂着脸，哭个不停，然后离开，之后我就对自己刚才的所作所为感到羞愧难当。

我知道这种感觉是不正常的。事实上，我清楚地意识到，我的消极想法和感受是非理性而且没有根据的。但是我太骄傲了，不敢承认自己心理出问题了，不敢承认自己无法处理好自己的生活。因此，我继续坚持长期以来的策略。我继续前进，尽我所能掩盖发生在我身上的事情。

终于，一天早上，在经历了又一个漫长的不眠之夜后，我的心情跌到了谷底。当我开始准备工作的时候，内心有个声音对我说，人生没有任何意义，我没有未来。我甚至没有哭的意愿，在那一刻，我觉得这只是漫长的失败历程中的又一次失败。那天，我的身体和思想都不允许我坚持下去。我本该去工作，却只是躺在黑暗的衣帽间地板上，任由悔恨和指责把我吞噬。几个小时后，当我的家人发现我的时候，我已经筋疲力尽，甚至无法有意识地回答他们的问题。他们立即打急救电话，让我在当地的急诊室里接受评估。

抑郁症吞噬了我，就像坍塌的大坝溢出的洪水，淹没了我精心建造、用来隐藏内心痛苦和折磨的所有屏障。为什么那天会发生那种情况？我无法告诉你原因。那天早上，是否发生了重大的事件或一些重要谈话导致我想躺下后就不再起来？并非如此。不管你在类似的电影情节中看到了什么，但在真实的生活场景里，并不总是有一些重大的考验导致人们的心理盔甲出现裂缝。我在与同事和患者的无数次交谈中了解到，更多的时候，一些看似很小的事件往往是重大抑郁症发作的诱因。

情感创伤事件没有试金石。对一个人来说似乎无关紧要的事情对另一个人来说可能是生死攸关的大事。之所以会这么说，是有原因的。第一，当我们处于抑郁症的视角中时，抑郁症会对我们说许多谎言。第二，通常一件小事就是压垮骆驼的最后一根稻草。这是我们承受的 100 个、1000 个、100 万个小痛苦的顶点，唯一的区别就是，在那一刻，我们的头脑中再也找不到一种方法来承受这个负担。

失去继续前进的意志，失去成功的动力，或者失去再次找到幸福的希望，这些都是抑郁症导致的。那天早上，当我坐在急诊室的床上，回答安全检查表上关于我是否有意伤害自己的问题时，我意识到自己想活下去。在接下来的几个月里，凭着一点运气，我找到了一条自我治愈的道路，而无须服用抗抑郁药物或接受专业的心理健康护理。尽管看似无法克服的抑郁症和情感上的脆弱让我陷入了困境，但精神疾病最终还是放过了我。跌入谷底的情绪让我成长和成熟，自我疗愈让我慢慢感觉好起来，也让我意识到，当自我疗愈也是治疗计划的一部分时，心理健康护理的效果最好。

我的抑郁症经历让我在医学培训期间进行了大量的自我反省，因为当我在学习大脑中的神经递质和通路如何导致精神疾病时，当时的我认为所有的治疗方法都必须加上药物来治疗。但是，我的抑郁症是如何在没有使用药物的情况下得到改善的呢？在整个培训过程中，我看到了现代医学（包括精神药物）的进步如何帮助患者睡得更好、控制焦虑、稳定躁狂或改善精神疾病的症状，以及像我一样摆脱抑郁。药物治疗往往是综合治疗计划的一部分，毫无疑问，它挽救了许多人的生命。然而，就我而言，无论大脑化学物质失衡是不是我得抑郁症的唯一原因，我从个人经验中了解到，确实存在不需要药物或与药物协同作用的替代治疗方法。

这意味着药物之外还有治愈的可能。

被现实障碍挡在诊室门外，你该怎么做

通常，当我谈到自己的抑郁症经历时，人们会立即问我为什么不寻求临床医生的帮助。毕竟，这正是我们应该告诉那些正在挣扎的人的，不是吗？如果你需要帮助，就去找吧。预约心理健康专家，找他们谈谈吧！

如果我们所关心的人正在备受抑郁症或者其他精神疾病的折

磨，而无法按照自己的意愿生活，那么这种建议是完全合适的。坦白地说，我希望看到更多的患者积极寻求治疗。不过，预约心理医生或治疗师可能会遇到各种困难。

这不仅仅是人们对精神疾病污名化的问题，尽管这种污名化现象仍然比我想象的更加普遍。现在随着美国许多心理健康倡导组织资助反污名化运动，美国体育界和娱乐界的名人也纷纷公开自己的治疗经历，我甚至可以说，对精神疾病的污名不再是妨碍患者寻求医治的主要障碍。确切地说，是一系列其他更为现实的因素将普通人挡在了心理治疗师的诊室之外。

首先，治疗费用高。实习的治疗师收费稍低，但他们几乎没有什么经验，而且预约很快就满了。对于那些经济状况一般的患者来说，等上好几个月甚至更长时间才去看医生并不罕见。即便是如愿找到了医生，也不能保证在患者需要的时候，医生的日程表上会有合适的预约时间。如果人们的健康保险计划包括心理健康福利，或许可以找到一个医疗服务提供者，每次只需支付20至50美元不等的治疗费用。遗憾的是，在美国，许多私人保险计划不包括这一治疗，除非在非常特殊的情况下，我自己的健康保险计划也不包括心理健康福利。

其次，治疗需要投入大量的时间。你可能需要向公司请假或者放弃陪伴家人才能腾出一些治疗时间，这些时间就是直接或间接的成本。你的上司可能无法给你定期治疗的弹性时间，而且不会允许你经常请病假。如果你能在正常工作日之外预约上医生，你可能还要支付额外的交通费或保姆费。把所有这些额外的费用加在一起，最终的结果是，许多需要心理治疗的人负担不起。

供应和需求方面也存在问题。人们对心理治疗的需求很高，特别是在社会动荡时期。一般来说，找到一位愿意接受新患者的治疗专家非常困难，更不用说找到能让自己称心如意的精神科医生了。特别是在较偏远的农村地区，那里更加缺乏训练有素的心理健康从业者。另外，并不是所有的精神科医生都提供心理治疗。他们可能只是在医院工作，但他们并不接诊。要是我们对给自己看病的医生有具体的偏好呢？也许想要找女性临床医生或有色人种的精神科医生，抑或是对性少数群体问题有经验的医生，这就进一步限制了潜在治疗医生的数量。

找到"适合"的医生是很重要的。许多研究表明，在精神治疗方面，共情、温暖和积极的联合治疗等因素与任何具体的治疗干预措施同等重要，甚至会更重要，重要到足以让美国精神病学协会专门成立一个工作组，为精神科医生和其他心理健康专业从业者（包括有执照的专业咨询师、心理医生和社会工作者）提供指导和建议，帮助他们更好地与患者沟通，让患者从中受益。简单地说，如果我们与自己的治疗医生没有建立良好的专业关系，就不太可能从治疗中受益。

我并不是想吓唬人们不要接受治疗。我目睹了这些对话给患者的生活带来的变化，我会继续为治疗摇旗呐喊，希望能激励人们寻求所需的帮助。但是，我们必须承认"看病难"的事实，这也是为什么对于那些追求最佳心理状态的人来说，不依赖于心理医生诊所的治疗这一想法如此重要。

共情力与舒适的环境为你带来最大的希望

那些正在经历情绪困扰的患者通常是在表达了强烈的自杀意愿之后，才被认为有必要住院治疗的。这是发生在奥林（Orrin）身上的事情，他是几年前我在一个住院机构工作时遇到的一名患者。

你可能认识像奥林这样的人。一直以来，他都以能养活家庭为荣。在大家看来，他是值得依赖、信任的人，无论是在工作中管理复杂的项目，还是在家里辅导女儿做几何作业，他都能做得很好。出乎意料的是，这位 40 多岁的退伍军人突然从工程师岗位上被解雇了，这让他在人生的道路上晕头转向。

奥林找工作期间，他的妻子接了些额外的活儿来应付家庭开支。他觉得自己是个失败者，让那些对他来说特别重要的人失望了。因此，他开始陷入深深的抑郁之中，每天与失眠和食欲不振作斗争。这个身材魁梧、皮肤黝黑的壮汉很快就变成了一具苍白憔悴、形容枯槁的行尸走肉。最后，他失去了对所有事情的兴趣。

随着时间的推移，奥林和妻子为琐事争吵得越来越多，而他十几岁的女儿则将他越来越寡言少语的表现理解为父亲对自己的不关心。他觉得，无论怎样调整，他都无法得到片刻安宁。他疲惫不堪，脾气暴躁，只愿意一个人待着。无论家人如何努力想与他建立联结，他都统统拒绝。在内心深处，他也知道自己做得太过分，但是在他的立场上看，还能做什么呢？

同年，奥林与妻子分居，独自住进了一间简陋的小公寓。他曾一度认为自己就想一个人静静地待着，但是，在这里形单影只的他，被寂寞裹挟，动弹不得。半夜，他打电话给弟弟就是想找人说说话，这是他觉得唯一可以信任、可以倾诉的人。当他对弟弟说，他对面前桌上那把上了膛的枪越来越着迷，很想知道如果他不在了，大家会不会过得更好，弟弟立即拨打了急救电话。然后，奥林被送进医院住院部接受评估。

在美国，精神病患者的平均住院时长约为 10 天。一般来说，像奥林这样的患者入院后会开始服用 SSRI 类药物，比如百忧解或左洛复来治疗抑郁症。即使最佳证据表明，这些抗抑郁药物需要数周时间才能显著改善情绪，但为什么包括奥林在内的大多数患者通常在几天内就反馈说自己感觉好多了呢？

事实就是，尽管精神科医生花了很多时间来讨论大脑中的神经递质和化学物质失衡情况，以及抗抑郁药、情绪稳定剂和抗精神病药在纠正这种失衡方面的作用，但治疗方式不尽相同。例如，有的治疗为患者提供了人类基本需求的重置方式，如睡眠重置，对此我们将在第 6 章深入讨论。

没有人愿意在精神病医院待上一周，但对于像奥林这样的患者来说，这种环境在某种程度上来说对治疗是有益的，因为医院将他从孤独和绝望的环境中解救出来，给他提供了一个安全的休息环境，有一日三餐，有能给予支持的治疗小组，有能与他共情的临床医生和护士。这种环境也给患者带来希望，让他相信自己可以坚持下去，而且病情会好转。

这种信念比想象中更重要。

安慰剂的治愈力量

在医学院的最后一年，我去了波士顿，在哈佛大学麦克莱恩医院（Harvard's McLean Hospital）进行为期一个月的轮岗。我在那里的青少年住院治疗中心工作。患者来自美国各地，有些患者一次住院数周。在住院期间，他们接受治疗小组、课题项目、家庭会议以及与心理医生的定期谈话治疗。这种环境本身是舒适的、具备支持性和治疗性的，对患者来说这是一个远离家乡的舒适环境。

作为培训流程的一部分，我定期与一位友好的主治医师会面，一起回顾研究或谈论有趣的病例。我们之间的大多数对话都是医学从业者的日常话题：比如弗洛伊德的精神分析理论，埃里克森的发展阶段理论，或者序贯治疗抑郁症的研究结果对医生开药的影响。但是有一天，她把一份皱巴巴却装订得很精致的手稿推到我的面前。

"我想让你看看这个。"她温柔地笑着说。

这篇《抗抑郁药和安慰剂效应》(*Antidepressants and the Placebo Effect*)是 2014 年具有里程碑意义的评论论文,作者是哈佛大学医学院的讲师欧文 · 基尔希(Irving Kirsch)博士。在这篇论文中,基尔希提出了一个大胆的观点:抗抑郁药物的治疗效果大部分都是由于安慰剂效应造成的。

安慰剂只不过是一种无药效的治疗药物,通常是一种糖丸。这些安慰剂糖丸通常用于临床实验研究,即与真正的药物进行比较,以了解药物治疗是否真正有效。但是,有时候,人们的大脑相信安慰剂是有效的,而服用这种"假"的治疗药物使包括肠易激综合征和慢性疼痛症在内的疾病得到明显改善。我们正开始逐渐了解这一现象的背后原因。在那位医师给我推荐的那篇论文中,基尔希声称,医生在给患者开了抗抑郁药后观察到的疗效中,高达 82% 都是安慰剂效应造成的。

事实上,如果基尔希说的是真的,这将颠覆我之前在医学院所学到的关于这些药物以及它们如何帮助人们治疗精神疾病的所有知识。虽然基尔希的发现在该领域仍有争议,但他的发现让我思考,为什么我从未服用过抗抑郁类药,但仍然康复了? 也许,这么多患者在服用一粒药丸(医生说药丸会改善病情)后感觉好多了,其部分原因是他们预计药丸能起作用,或者相信药丸能起作用。

基尔希的研究成果让我质疑以前所学到的关于抑郁症的知识,即抑郁症是一种大脑疾病,需要通过包括服用处方药在内的方法来治疗。然而，我对这个想法思考得越多，就越觉得抑郁的大脑与其说是问题，不如说是解决方案的一部分。也就是说，如果安慰剂对抑郁症有效，那么产生治疗效果的是头脑，而不是药物本身。既然感到绝望是抑郁症的一个典型特征，那么真正的问题是：即使在治疗方法本身不产生药效的情况下，对治疗方法的信念是否有可能治疗某些疾病？根据基尔希的说法，答案很简单：是的。

在接下来的几年里，我从医学院毕业，完成精神病学的专业培训，获得综合医学的奖学金，并开始作为精神科医生工作，我思考着基尔希的观点对精神疾病和心理健康来说意味着什么。在给患者开了抗抑郁药后，看着他们中的许多人病情好转，我不禁想知道药物在病情好转中到底起到了什么作用。我不仅从心理学的角度，而且从神经化学的角度思考，到底是因为神经递质的变化，还是因为潜意识中相信药物能缓解病情而得到心理安慰，让病情得以缓解？会不会是两者都有呢？

我想直接从欧文·基尔希那里听到答案。因此，有一天，我联系了他，想进一步了解为什么安慰剂可能如此有效。

他解释说："我们对安慰剂的了解是，对于包括焦虑和抑郁在内的许多疾病，如果你不给予任何治疗，病情就不会有实质性的好转。"

他还说，即使患者知道药物是安慰剂，安慰剂效应也会起作用。令我惊讶的是，在这种"开放标签"的研究中，患者的症状仍然得到了一些缓解。他们明明知道药物是假的，却仍获得了真实的效果，这怎么可能呢？

基尔希说："当我们提供安慰剂的同时，给出了一个解释，说明为什么它会起作用，这个解释部分是基于经典条件反射理论。"

人们或许记得在心理学课程里学习过的经典条件反射理论，可能是因为巴甫洛夫的狗让人印象深刻。这种形式的条件反射是一个简单的学习过程，它将两个不同的刺激物配对：一个是能引起生物体生物反应的刺激物，另一个是中性刺激物。例如，在给饥饿的狗喂食之前，巴甫洛夫会敲响铃铛。食物会让狗分泌唾液。但是，随着时间的推移，当狗把食物和铃声联系在一起时，巴甫洛夫摇铃就可以引起狗的唾液反应。狗知道了这两个刺激物是相关的，铃响就意味着一顿美餐即将到来。

基尔希告诉我，要把抗抑郁药看作是一种条件刺激，或者说是铃声。由于我们生活在一个现代医学备受推崇的世界，人们认为注射、手术和处方药等治疗方法是治疗疾病的必要手段，大家都习惯性地相信想要改善病情就必须采用不同类型的医学干预措施。即使我们有时候知道所服用的药物起不了作用，但依然有吃了药就会感觉更好的强烈信念。我想知道的是，特别是对那些生活在抑郁或焦虑中的人来说，这种信念是如何转化为人们更好的感觉的呢？

"药片本身可以帮助患者调动身体的自愈能力，给人灌输一种期待改善和希望的感觉。"基尔希告诉我说，"这对抑郁症尤其重要，因为绝望感是患抑郁症的典型特征之一。"

最终他把这些观点写进新书《皇帝的新药——打破抗抑郁剂的神话》(*The Emperor's New Drugs: Exploding the Antidepressant Myth*)，广受好评。当我向他承认在我接受医学培训的那些年里，他的这些观点从来没有被正式提出或讨论过，基尔希并不感到惊讶。他认为，精神科医生，可能尤其难以接受心理健康护理中的安慰剂效应。

他说："如果这些医生只是会开药的话，这些观点就像拿走了他们唯一拥有的东西，所以有抵触情绪是很自然的。"

我很想知道的是，如果安慰剂像基尔希假设的那样有效，像我这样的心理健康从业者是否能够以某种方式利用安慰剂效应来帮助患者痊愈。基尔希立即对这个想法表示肯定。

"我们从研究中得知，即使你给患者开药，也可以通过操纵期望值来增加疗效。如果你诱导患者产生积极的期望，疗效就会更好；如果你诱导患者产生消极的期望，疗效就没那么好。"他说。

他认为，如果在实验中，向一半以上的参与者提供有效药物，这一点就很明显。第一种实验是将参与者分成两部分，一半接受有效药物治疗，另一半接受安慰剂治疗。第二种实验是让 2/3 的参与者接受有效药物，1/3 的参与者接受安慰剂治疗。在第二种实验中，每位参与者将有 67% 的机会接受有效药物治疗。基尔希说，在第二种实验中，安慰剂疗效更强。知道自己有更大的可能性获得有效药物，意味着他们对缓解症状的期望更大。

"人们认为，'好吧，我更有信心得到真正的治疗'，"他解释说，"因此，他们的用药效果更好。"

信念是一种治愈力量，听起来似乎不太可能，但是它确实存在。事实上，根据《柳叶刀》（*The Lancet*）杂志的研究评论，多达 35% 的抑郁症患者在服用安慰剂后病情有所好转。如果心理健康从业者能够成功地让患者产生期待、充满希望，很多人会因此得到帮助。

这种显著的安慰剂效应告诉我们，希望不仅仅是一种感觉，更是治疗的一个重要部分。只要希望被激活，患者就能得到治愈。我们必须相信，知足常乐，坦然接受自己的现状，珍惜自己所拥有的心理状态，不仅是可能的，而且是必不可少的。当我们开始考虑超越传统医学，并将自我保健纳入心理健康方案时，疗效就产生了。

放弃自我疗愈的时候，是你最需要它的时候

达娜·默瑟（Danae Mercer）是一名记者，也是一名"爱身体，我自信"的倡导者，她意外地在社交媒体上走红，并借名气向人们传授一些模特和名人为了让自己看起来完美无缺而采用的技巧。默瑟是《中东妇女健康》（*Women's Health Middle East*）杂志的前任主编，她说自己受到启发，开始告诉人们杂志上的模特和名人是如何通过"滤镜、摆姿势以及完善的修图"，从而拥有

完美身材的。

帮助人们看到所有这些看似完美的图像的"幕后",对默瑟来说很有帮助,因为她在读大学时被诊断出患有饮食失调症。

"我从十几岁开始就断断续续地节食。我想,大多数青少年都是这样。"默瑟解释说,"但在我19岁时,我的母亲去世了。我开始通过食物来控制自己。我得了厌食症,病得很厉害。"

幸运的是,在教授们的帮助下,默瑟接受了治疗。她从所在的大学里得到了一名医生、一名治疗师和一名神经科医生的帮助,因此她非常感激。

"心理治疗是一种强大的工具,它为你提供了资源,帮助你了解正在发生的事情,并为你提供了一个安全的空间来处理自己的问题。"她说,"但在日常生活中也要自己关心自己。而且,对我来说,自我保健对保持心理健康至关重要。"

现代社会中,我们已经把医学等同于门诊诊所、白大褂、拥有先进科技的医院以及处方药。一提到医学,我们首先想到的就是化学品、分子和技术;然而,我们忘记了自我保健在整个人类历史上一直是治疗的组成部分,即使有些人试图淡化其好处。什么是自我保健?简单地说,就是应用合适的和健康的方式来给身心充电。没有一个放之四海而皆准的答案。有些人通过定期的瑜伽练习来进行自我保健,有些人则通过跑步运动或花时间置身于大自然中进行自我保健。

"当感觉有压力时,我需要一次又一次地、有意识地做出自我疗愈的决定。"默瑟说，"为了渡过难关，我计划每天用 15 分钟写日记，10 分钟做冥想。无论如何我都要做这些事。可我经常觉得，每当太忙或压力太大时，会顾不上自我疗愈实践。但说实话，那才是我们最需要进行自我疗愈的时候。当我们最不想做这些事情的时候，通常也是最需要完成它们的时候。"

当然，自我疗愈不仅仅是练瑜伽、做运动，或花时间与朋友和家人相处，还包括确保我们得到足够的休息，吃得好，并保持良好的呼吸状态。自我疗愈提供了一些可以让我们优化心理健康的必备要素。

我知道"自我疗愈"一词常常让人联想到周末去做水疗保健或高价的整体性功能医疗。实际上，自我疗愈是一种健康的生活方式，在这种生活方式中，我们每天的活动都是为了照顾好自己的身体和心灵。我们可以每天练习自我疗愈，而且最重要的是，它不需要花费一分钱。

真的，自我疗愈是预防医学的最初形式。真正了解历史的人都记得，医学之父希波克拉底（Hippocrates）早在公元前 400 年就鼓励人们正确饮食。他说："让食物成为药物，药物成为食物，即药食同源。"设计营养丰富的膳食，选择促进大脑健康的富含维生素和矿物质的食物，本身就是一种自我疗愈的行为。

瑜伽课、日常冥想练习、长时间淋浴、和朋友一起看电影，或者与信任的人讨论有意思的话题都是自我疗愈行为。喝足够的水和重视睡眠也是自我疗愈。自我疗愈也可能意味着午餐时关掉手机，睡前 30 分钟远离屏幕，或者当我们感到不知所措时专注于自己的呼吸。真的，任何健康的、刻意的、有助于整体提升生活幸福感的活动都属于自我疗愈的范畴。这些小小的举动可以让人更具韧性，承压能力更强，更有能力经受外界向你抛来的种种情绪干扰。

由于繁忙的工作、沉重的家庭负担或者学业压力，人们很难将自我疗愈融入生活。患者经常告诉我，花时间冥想或锻炼让他们"感觉自己很自私"。自我疗愈其实是我们能做的无私行为之一。因为当我们忽略了自己的身体和心理，那我们就无法处于最佳状态，也就不可能为那些最需要我们的人全力以赴。

正如我们所讨论的，自我疗愈在治疗中也扮演着与抗抑郁药物或其他标准医疗手段一样重要的角色。科学证据表明，这些所谓的生活方式干预可以改善我们的心理健康状况。这就像随身带着一个隐形的盾牌，帮助我们阻隔目前正尝试应付的一切复杂干扰。

不管精神药物是不是处方的一部分，培养一种身心练习习惯，比如冥想、呼吸或瑜伽练习，都可以让我们在复杂多变的世界享受祥和与平静的生活。作为自我保健的体育锻炼不仅对身体有好处，对大脑也有好处。还有，请记住，药食同源。这些行为可以自然地增加大脑中不同神经递质的水平，减轻压力，帮我们应对困难，给我们希望，让我们感觉更好。更重要的是，这些通常会立即开始生效。

"对我来说，就是做一些能让我内心强大起来的事情。"默瑟说，"可以是举重、跑步，或者练一次很棒的瑜伽。重要的是要把这样的时间留给自己。"

回想自己治疗抑郁症时的经历，虽然我从未服用过抗抑郁药物，但确实找到了有效的自我疗愈方法。我开始练习瑜伽，通过信仰找到了新的目标，在与家人的联系中得到了安慰，这些实践对我来说都是有效的"抗抑郁药"。对我的许多患者来说也是如此。与抗抑郁药物不同的是，这个过程能自我运行，持续维系。我从来不用担心时间久了就会失效。这些看似无关紧要的自我疗愈干预措施给我带来了力量，带来了希望，让我相信我可以康复。在自我疗愈的过程中，这些措施让我的身体和头脑产生了强有力的变化。我也目睹了这些措施对我的患者同样起效。自我疗愈本身就是一种治疗方式，它可能就是我们一直在寻找的解决办法。

第 **4** 章
休息一下也没什么大不了

生活的艺术在于不断调节自身以适应周围环境。

几年前，我收到了一份邀请函，去参加附近一家瑜伽馆的瑜伽培训课程。培训课程为"男性瑜伽：锻造抗压能力"。因为该课程是由我的两个好朋友克里斯（Chris）和亚历克（Alec）主持的，而我也是一名瑜伽爱好者，并且也喜欢这项周六早上的活动，于是就答应参加了。

不得不承认，我发现自己对该课程的名称非常感兴趣。在开课的前几天，关于"锻造抗压能力"的想法就一直萦绕在我心中。之前我从来不认为抗压能力是与生俱来的，当然我也不认为这种能力和性别有关。可从我的人生经验和工作经历来看，有些人的确天生具备极强的适应能力和抗压能力。不管遭遇过多少挫折，这种人都能依靠基因所赋予的或者纯粹的传统意志力轻而易举地重新振作。遗憾的是，其他人没有这种天赋。即便是很小的打击，他们都有可能被击垮，只有付出巨大的努力才能恢复过来。所以我特别好奇，想看看这两位朋友所提供的关于探索流瑜伽与适应力之间关系的瑜伽课程能带来什么新信息。

克里斯和亚历克都是有色人种，非常具有魅力，他们这种面孔在瑜伽馆并不多见。克里斯是身材高大、肌肉发达的健身专家，他的脸上总是挂着迷人的微笑，操着美国南方人慢吞吞的口音，富有魅力的个性能立即吸引学员。而同伴亚历克则喜欢穿着明亮、花哨的衬衫，极具 20 世纪 70 年代的黑人风格。尽管亚历克的打扮看起来很抢眼，但本人其实比较安静。然而，人们极易被这位常春藤盟校毕业生的声音和风度吸引而走进瑜伽馆，进行一场恢复活力的冥想之旅。他们都是经验丰富、魅力十足的瑜伽老师，但是我仍然非常好奇，因为大多数人认为适应能力和抗压能力之类的品质是与生俱来的，我想看看他们在培养这类品质方面有什么高见。

我们的课程从简短的流瑜伽序列动作开始。课程小组的规模不大，大约有 20 个人，每个人都有不同程度的瑜伽练习经验。我们都很愿意活动活动身体，但很明显，许多人都在努力理解瑜伽运动和适应能力之间的联系。任何经验丰富的瑜伽修行者都会告诉你，包括瑜伽在内的身心灵练习都充满了象征、意象和隐喻，这说明人们可以在没有瑜伽垫的情况下，在生活中实践这些象征、意象和隐喻。然而，这些熟悉的动作与情绪适应类型之间的联系仍然难以捉摸。

在课程结束时，亚历克和克里斯走到瑜伽室的前面，那儿有一面大白板。克里斯掏出记号笔，在白板上方写下了"心理韧性"4 个字。

他问道："你们知道'心理韧性'是什么意思吗？"他要求我们把答案写在纸上。

我刚想出一个答案，又马上否定了。就在那一刻，我意识到自己并不清楚"心理韧性"是什么意思。就算能给出某种片面的定义，我也不知道如何"锻造"心理韧性。所以，我决定先听听其他人怎么说，也许其他人会有更深刻的见解。

沉默了一会儿之后，班上的其他人开始对这个概念给出自己的定义。

"这意味着你不会崩溃。""就是指没有什么能阻挡你。""关于力量。""就是指意志力，无论如何都要坚持下去。"

当克里斯在白板上潦草地记录下这些答案时，大家很快就明白了，谁都不知道什么是"心理韧性"。和我一样，他们对这一概念的理解很模糊，不知道这种心理韧性是如何帮助人们克服前进道路上的障碍的，但是所有的答案都聚焦于力量和勇气之类的特征。

听了大家不确定的定义，我想起了自己最近在社交媒体上发表的一篇文章，文中提到了加州红杉树。在该篇文章中，我极力赞扬了这种号称大自然中的"摩天大楼"的植物，赞扬其坚毅的品格，欣赏其历尽岁月沧桑的沉淀，建议大家应该从这种强大而不屈的植物身上汲取"坚毅"的精神力量。有一位读者的跟帖留言说我全都搞错了，我感到很惊讶。她说，在狂风中，这种巨大的树木会像羽毛一样在风中摇摆。回想起来，我意识到"坚毅"并不是最恰当的描述。她的评价有道理：让这些红杉树屹立数百年的远不止坚毅。

在瑜伽教室里，我一边听着其他人继续提及勇气和毅力的字眼，一边想象着那些神秘古老的红杉树在狂风中摇摆的模样，突然意识到与其说心理韧性指坚毅，还不如说指适应能力。如果说是心理韧性让一些人有能力在生活中忍受艰难困苦的同时，还能笑对人生，那么锻造心理韧性必须学会如何随风而动。我想，这至少意味着要为自己创造条件，更好地适应周围的环境，让自己拥有弹性、变得优雅，找到健康的方法来克服生活中的困难，不管困难是大是小。

心理韧性既是天赋，也是技能

美国心理学协会（American Psychological Association）将心理韧性定义为"人类面对悲惨命运、创伤经历、逆境、困难和持续重大生活压力性事件时的适应能力"。注意，这里没有提到适应能力是天生的还是后天培养的问题。但这正是几十年来一直困扰心理健康行业的问题。心理韧性是由基因决定的，还是由生活环境决定的呢？这很难回答。

乍一看，似乎有些人天生就比其他人更能适应环境。在很长一段时间里，我也这么认为。我曾经治疗过飞机失事中的幸存者、曾目睹亲密的朋友在战争中死去的人、遭受人口贩卖或多年家庭暴力的受害者。当我聆听他们的经历时，常常感到难以置信，在这样的环境下，他们如何能存活下来，甚至保持正常生活？虽然惨遭厄运，但这些人不仅活了下来，许多人还取得了人生的成功。他们中的一些人有的获得了硕士学位，有的职场得意，还有的友谊深厚长久、婚姻幸福美满。他们找到了与过去告别，发现自我目标和获取满足感的方法。坦率地说，除非他们告诉你他们的经历，否则你永远都不会知道他们的遭遇。

还有的患者有类似的经历，却没有这么好的结局。这些患者无法从过去的创伤经历中走出来，而且，由于这种创伤经历，他们一直都疲于应对严重的心理挑战。许多患者失去了生活的目标，挣扎着寻找继续活下去的理由。他们难以维系正常生活和工作，没法保持有意义的人际关系，无法与他人交流沟通，常常感到被误解、被孤立。许多患者无法从过去的阴影中挣脱出来，即使是一些常人每天都会遇到的小挫折，也让他们感到越来越难以应付。

两个遭遇相似磨难的人，却活得截然不同，我不禁好奇他们之间到底有什么区别。会不会是多年的心理治疗和创伤处理治疗起了作用？毕竟，有些患者早就接受了专业治疗，而有些患者在走进我的诊室之前还没有见过精神科医生（有时治疗的问题似乎与创伤无关）。心理韧性是指有家人和朋友的支持吗？总有一些患者有强大的社会和家庭支持网，而有些人则没有。谈到心理韧性的成因时，是否可能还有一些其他因素在起作用？尽管我可能会想到点什么因素，但似乎没有任何因素与那些面对逆境时更有能力适应的人有直接关系。

这就是为什么人们很容易认为适应性强的人天生就有某种心理韧性基因（或者一系列心理韧性基因）帮助其免受生活压力事

件带来的心理伤害。有时候，这似乎是唯一符合逻辑的解释。

当然，科学家的研究发现确实支持这样一种观点，即有某些基因，可能会增加或减少某些人在经历创伤事件后患抑郁症、创伤后应激障碍等精神疾病的可能性。在全基因组关联分析研究中，科学家们尝试寻找特定基因和性状之间的关联，并已经找到了许多基因，如儿茶酚 - O - 甲基转移酶（COMT）、神经肽 Y（NPY）和特定的血清素转运体，这些基因所产生的酶与适应性行为密切相关。这是有道理的，因为这些基因涉及大脑处理信息方式的不同方面。这些特定的神经化学物质或多或少有可能改变人类对不同压力源的感知和反应方式，无论这些压力源事件是与恋人分手，还是试图在战后生存下来。

其中某些基因作用于特殊的大脑网络，叫作下丘脑－垂体－肾上腺（HPA）轴，这是一个帮助人类调节应对压力反应的特殊回路。压力，简单定义就是任何"超过一个有机体的调节能力，特别是在不可预测和不可控制的情况下的作用力"。从本质上讲，压力就是面对一个似乎超出自己能力范围的情况时身体或精神上的不适感。压力可能是身体上的，比如某人只有 5 千米的跑步训练经历，却被要求跑一场完整的马拉松比赛。压力也可以是情绪或心理上的，可能是为完成大型项目长时间工作所致，也可能是和亲密朋友或家人吵架所致。

无论是艰难跋涉 25 千米的马拉松，还是熬通宵工作，我们的身体都会对压力做出反应，产生如皮质醇和肾上腺素之类的化学物质，这些化学物质有时也被称为"压力"激素。人体在感到难以承受或"压力过大"的时候身体会进入所谓的"非稳态负荷"状态，身体和大脑都在高速运转，此时人会感到难以适应。睡眠不足、缺乏锻炼、营养不良以及吸烟都会导致人体处于"非稳态负荷"状态，此时的身体会产生炎症，最终增加患上身体疾病和精神疾病的风险。

从早上起床困难到上班路上堵车，即使看似很小的事件都会触发大脑皮质醇的释放。这是人体的自我保护功能，释放皮质醇能保护身体和大脑，帮助我们应对任何情况，让我们做好面对压力的准备，并尽可能以最有利的方式处理压力。

然而，皮质醇的释放是对短期问题的生理解决方案。人体内这种激素的含量会在一天中上下波动，一旦压力消失，皮质醇水平就会下降。如果压力持续很长一段时间，皮质醇水平长时间升高就会被身体解读为一种威胁。

尽管在《精神障碍诊断和统计手册》中没有办法将"压力过大"的感觉诊断为精神疾病，但长期生活在压力状态下，会对我们的身体和精神产生破坏性的后果。事实上，压力会导致大脑区域如海马体、前额皮质和杏仁核发生变化。这是为什么呢？压力荷尔蒙的激增会让大脑和身体保持高度警惕，就算实际上并没有受到攻击，大脑还是会不断试图击退感知到的"敌人"。这可能导致肌肉酸痛、疲惫不堪，或者头脑不清醒、难以集中注意力。这又回到了慢性炎症的概念及其与心理健康的关系。炎症与抑郁、焦虑以及创伤后应激障碍都有着紧密的关系。

研究表明，某些基因变异会使我们或多或少地抵抗身体的皮质醇代谢反应。这意味着面对同样的压力事件时，可能在一个人身上会释放较多的皮质醇，而另一个人则释放很少。久而久之，这些差异可能会影响一个人在应对生活挑战时的适应能力。

也就是说，尽管这些基因存在，并被证明能在我们的身体应对艰难处境时产生微妙的变化，但基因并不能起决定性作用。更重要的是，基因并不是单独起作用的。我们所处的环境、所做的选择，在很大程度上决定了特定基因在何时、何地以及在多大程度上影响我们的行为和感受。科学家称这种概念为表观遗传学。

想一想吧！出生于工程师家庭的人有可能更想成为艺术家，虽然学工程学对他们来说更加顺理成章，但并不意味着他们不会更喜欢艺术。也许有的人身高只有 1.6 米，但他也有可能进入NBA，就像斯巴德·韦伯（Spud Webb）一样。实际上，我们可以用表观遗传学的原理来调整自己的生活方式，这样能更好地控制我们的生活。如果知道自己的家庭有心脏病或糖尿病的家族病史，就要对饮食格外上心，以降低患病风险。同样，即使你的妈妈、爸爸、兄弟姐妹都在与抑郁症作斗争，也并不意味着你会在某个时候患上抑郁症，特别是在我们了解该疾病的早期症状，并在自己出现这种苗头的时候就制订并执行科学的自我疗愈计划之后，更不可能患上抑郁症。即使基因会影响心理韧性也没关系，我们无法控制自己的基因，但我们完全可以控制自己的适应能力。

还在茱莉亚学院读书的时候，我认识了许多来自世界各地的有才华的表演艺术家。有时，看到这些人在各自的专业领域表现得那么好，我很难不沮丧。例如，我的室友是我见过最有才华的小提琴家之一。他的父母都是专业音乐家，他拉奏的乐曲音准堪称完美。虽然平时很少练习，但他却可以把勃拉姆斯（Brahms）的乐谱读得津津有味。无论有多少观众，他都可以随时拿出小提琴来完美地演奏。而我却没有这样的音乐天赋，我的基因蓝图没有创造出那种信手拈来的音乐才华。但我要告诉你一个秘密：在茱莉亚学院的大多数同学也没有那种音乐天赋。尽管如此，我们仍然能在同一个水平上竞争。究其原因，就是我们这些没有天赋的人能通过专注于自己可以控制的那部分来不断提升自己，即保持专注、自律和反复练习。

所以，你做什么很重要，行动会塑造大脑对压力的反应。大脑的显著特征之一是其自身具有自然适应的能力。科学家将这种能力称为神经可塑性。人类的大脑具有可塑性这一事实解释了人类是如何学习和存储新的记忆的，以及如何在创伤性事件后恢复的。人类的大脑回路能够重塑，以应对在环境中遇到的问题。这就意味着，在遇到压力时，如果大脑的一个区域无法正常工作，另一个区域就会发挥作用填补空白。神经可塑性原理告诉我们，在面临压力和处理不良事件时，我们的行动和本能一样重要，甚至更重要。在自我疗愈过程中，大脑在应对身体或情绪上的压力时产生的适应力和复原力意味着人类有能力让自己的大脑为自己工作，而不是与大脑作对，这就是所谓的支配力。

虽然有些人可能有特定的基因发生变异，这使他们难以管理压力，但依然有许多方法可以弥补这种神经生物学倾向的缺陷。事实证明，多亏了大脑具有神经可塑性，我们才能培养自己的心理韧性。我认为这个概念类似于马尔科姆·格拉德威尔（Malcolm Gladwell）提出并广泛流传的"一万小时法则"，即需要大约一万小时的练习才能掌握一项任务。

即使有促进心理韧性的基因，我们仍然需要通过行动让该基因发挥作用。如果莫扎特（Mozart）或迈尔斯·戴维斯（Miles Davis）这样的音乐天才没有上过音乐课，他们能有这样的成就吗？我斗胆说，肯定没有。某人即使拥有世界上所有的天赋，但如果没有想办法好好开发，很可能会将天赋浪费掉，心理韧性也不例外。无论基因赋予我们怎样的天赋，其作用都是有限的。所以我们要去实践，去开启那些真正起作用的基因。心理韧性是一种可以慢慢培养的技能，而自我疗愈在培养这种能力的过程中扮演着不可或缺的角色。

后退一步，随磨难之风灵活摇摆

在过去的 10 年里，人们对坚毅的力量进行了很多讨论，尤其在安杰拉·达克沃思（Angela Duckworth）出版的畅销书《坚毅：释放激情与坚持的力量》（*Grit: The Power of Passion and*

Perseverance）中。在"男性瑜伽"课堂上，大家把心理韧性等同于"坚毅"，但我现在知道这两个词并不是完全一样的。两者之间的区别很重要，尤其是在谈论保持心理健康的时候。

为了更好地理解心理韧性，我联想到了许多科学家公认的世界上最具韧性的动物：苔藓仔猪。这种独特的动物，也被称为"水熊"或"缓步动物"，肉眼几乎看不见，但它们的精神是强大的。如果通过显微镜观察它们，首先会被它们奇特的外表所震撼。这种有 8 条腿、鼻子粗大的微型动物看起来就像一只穿了某种充气树懒服的毛毛虫。它们没有强壮、霸气的外表，但能让人感受到它们极强的适应力。

这些小家伙的确非常顽强，它们可以在缺水的环境中存活长达 10 年之久，而且还能承受 −240℃的低温和 150℃的高温。此外，在足以让其他强大动物灭绝的辐射下，它们仍能生存。事实上，它们对辐射的承受能力可能高于这个阈值的 1 000 倍。科学家们还发现，苔藓仔猪可以在外太空生存，而其他的动物到外太空后就会因受不了极低的温度、宇宙辐射以及真空环境而立即死亡。据科学家们推测，这种动物最开始并没有这样的能力，因为它们适应环境的能力很强，所以才让渺小的它们变得越来越强悍。

苔藓仔猪经常暴露在干燥缺水的环境中，这样的环境于它们的基因而言并不友好，但为了生存，它们必须学会适应缺水的环境。"适者生存"并不是指生物要与环境对抗，而是要找到一种最佳的办法保护自己免受恶劣环境的伤害。

这与心理韧性和坚毅有什么关系呢？尽管达克沃思多年来的研究更深入地探讨了两者之间的关系，但从定义上简单来说，坚毅是一种无论如何都要坚持下去的能力。但只有坚毅是不够的，不管一个人有多坚强，在受伤后如果不懂得调节和恢复，最终还是会崩溃。心理韧性是一种适应能力。还记得我之前说过的红杉树吗？它能在强风中随风摇摆而不被吹断。如果我们能够适应并找到一种更从容、更健康的方式来应对生活中的压力，坚毅才会成为一种优势。我们可以更有策略地用努力、热情和毅力去实现自己的目标，无论这个目标是什么。

马库斯 - 史密斯（Marcus Smith）的故事就是最好的例子。他是西雅图海鹰队和华盛顿指挥官队等球队的著名防守端锋。我最初是通过为《男性健康》（*Men's Health*）杂志担任心理健康顾问而认识马库斯的，所以后来我们之间就有了一系列的交流。他出生于佐治亚州哥伦布市的一个中产阶级家庭，很小就开始参加体育运动。不出所料，没过多久他就在橄榄球场上找到了自己的位置。

"从 5 岁起，我就想进美国国家橄榄球联盟，"他说，"这是我想要的生活。"

虽然许多孩子都梦想着进入职业橄榄球队，但马库斯并不确定是否能实现这一愿望，直到大学教练告诉他，他确实有机会进入职业队。马库斯在第一轮比赛中就被费城老鹰队选中，他非常激动，尤其是作为后卫球员来说，他还是一个新人。他进入大学时打四分卫，后来教练让他去打防守。

"就在两年前，我从一个非常熟悉的位置转到了防守的位置。"他说，"我想成为一名伟大的球员，但我不知道自己是否会成为一名伟大的球员。当时我不知道自己会不会上场，我很担心。"

在外人看来，马库斯正处于人生之巅，但他的抑郁症和焦虑症却在那段时间发作。他说，这病根是8岁时父母离婚后落下的。过去，橄榄球为他提供了一个情绪的发泄口，让他摆脱了负面情绪。然而，随着时间的推移，他意识到，虽然在球场上释放自己，把一切都发泄在球场上是可以的，可是试图告诉别人自己正在经历情绪挣扎却非常困难。

"现在回想起来，甚至当我在费城打球时，很长一段时间都有焦虑和抑郁的感觉，"他说，"但我没有理会这些感觉，我一直想要熬下去，希望这些感觉能自动消失。"

马库斯的运动事业蒸蒸日上，但他的焦虑也在与日俱增。他的个人目标，以及来自教练、管理层和球迷的期望，对他的身体和心灵都造成了伤害。然而，想要在人前谈论自己的情绪问题，甚至对自己的家人倾诉，几乎都是不可能的。马库斯甚至没有跟妻子说过自己的感受，尽管事后他意识到妻子可能一直都知道。他的焦虑症状很严重，会在半夜惊醒，满头大汗、气喘吁吁，睡眠中伴有恐慌，这些症状令他感到窒息。

在外人看来，马库斯的生活如梦幻般美好。然而，他的职业生涯并没有像自己想象的那样发展。他试图拥抱失望，把失望当成比赛的一部分，这是他从小在橄榄球场上学到的。要想在橄榄球场上取得成功，经受住比赛的考验，需要有足够的坚毅。坚毅意味着能找到方法来克服前进道路上的任何障碍，意味着能搞定一切，不让任何东西阻挡前进的道路。坚毅让人变得强大，不断前进，赢得胜利。真正的冠军从不谈论自己在情感上的挣扎，他们在血液、汗水和泪水中酝酿着坚毅。他们找到了坚持不懈并取得成功的方法。马库斯说，这就是这么长时间以来，他对自己的感受保持沉默的原因。他担心，一旦承认自己面临的困难，别人就会给他贴上"软弱"的标签。于是，坚毅就变成了一种压迫性的存在，只会强化这种关于坚毅的信念：寻求帮助是没有意义的。

他现在意识到，正是这种坚毅差点要了他的命。

"我不知道自己怎么了，"他说，"我觉得无处诉说。"

"这是美国国家橄榄球联盟的耻辱。"他的说法解释了为什么球员们害怕公开谈论他们的个人问题，"他们通常对自己面临的一些挑战保持沉默，因为他们不想让教练知道……否则教练也会认为他精神上不够坚强，而教练默认国家橄榄球联盟中的人无坚不摧。"

因此，马库斯继续保持沉默，并试图将所有的精力都投入橄榄球中。随后，他的比赛水平有所提高。在 2018 年夏末，他与西雅图海鹰队签下了一份为期 1 年的合同，当时的主教练是著名的皮特·卡罗尔（Pete Carroll）。他终于实现了自己的职业目标，并相信自己找到了正确的位置，可以在球场上展示自己真正的价值。尽管取得了事业上的成功，马库斯的内心却并不平静。

"我没有食欲，几乎整天都不吃东西。"他说，"记得有一天晚上，我一直睡不着，强忍着难受的感觉。妻子问我是否还好，我表面上应付了她一下，其实那天晚上我根本没有睡，每次趴着的时候，我感觉胸部在下沉。我现在知道了，这就是焦虑，我不想再有这样的感觉。"

第二天一大早，马库斯开车准备去海鹰队训练基地，这时抑郁症又跑出来对他说，他没有能力成为一个好球员、一个好丈夫，甚至一个好父亲。他觉得自己无法继续下去，于是下定决心，结束自己的生命。即使在那时，他关于坚毅的观点仍让他继续保持沉默，他没把这个决定告诉任何人。

他把车停在了路边，距离训练中心几千米远的地方。在街道的一边有个陡峭的悬崖，他知道就是这个地方了。马库斯开始慢慢地把车向前面的滑坡驶去，打算让车翻下悬崖。就在他踩下油门，即将把车开到不归路之前，妻子的电话打来了。

这通电话其实并没有什么特别之处，妻子经常在训练前打电话来询问情况，看看他状态如何。然而，当时马库斯催促她挂断电话时，妻子感觉到有些不对劲，但马库斯仍然没有准备好和妻子谈论自己的感受。通话结束后，马库斯又重新开始执行自杀计划，于是车子继续前进，这时他的手机又一次响起。

这次，是他的岳母。在关键时刻连续接到两个亲人的电话，马库斯猛地回到了现实世界，他骤然把车停了下来，不知所措地坐在车里。

"我很害怕。"他说，"岳母在跟我说话，这让我很害怕。我意识到自己需要得到帮助，因为我不敢相信自己就要这么做了。"

挂断电话后，马库斯在车里崩溃了。他意识到，顽固反抗焦虑，并紧紧抓住坚毅无济于事。为了让自己变得更好，他必须放弃一些东西，尽管这些东西已经成为他生命中不可分割的一部分。

"我说过再也不打橄榄球了，"他说，"我需要做出改变。"

这一刻，马库斯的生活发生了改变，他把坚毅变成了心理韧性。他终于明白，要想获得满足感，平静地生活，就必须把注意力从橄榄球场上转移到心理健康上。

"我的心理健康比参加比赛更重要。"他解释道，"我不得不去寻求帮助，去寻求我需要的帮助。我去看了心理医生，然后开始明白自己所有的创伤、焦虑，以及正在处理的一切情绪来自哪里。"

马库斯无法找到一种更具韧性的方法，只有给自己时间和空间来疗伤，照顾自己，他才能学习所需的技能，更好地适应生活中面临的压力。

"坚毅"和"坚韧"这两个词经常被混用，在某些时候是可以的，因为它们都能把你带到一个相似的目的地：成功。事业成功和个人成就都需要决心和毅力。生活充满挑战，无论是赛场上还是赛场下，如果稍有不舒服就放弃，那么，你就不会有太大的进步。在心理韧性瑜伽课程上，几乎所有的人都一直想把坚韧定义为坚毅，这没有什么奇怪的。

虽然坚毅是一种极具价值的品质，但也不能取代韧性。任何人都不应该在生活中艰难地挣扎，一次又一次地挑战不可逾越的障碍，在这个过程中伤害自己的身心。

多年来，我听过很多与马库斯类似的故事。当然，这些故事并不总是与职业橄榄球有关。许多患者告诉我，他们觉得坚毅是前进的唯一驱动力。然而，随着时间的推移，像马库斯一样，他们也意识到坚毅并没有什么战略意义。坚毅只会让我们继续努力，不会让我们尝试不同的方法。坚毅也不会让我们觉得这场战斗不值得投入时间或精力，它会让我们继续使劲，直到崩溃，这就是为什么坚毅无法帮助我们走出困境。最终，如果坚毅是我们心理健康工具包中唯一的工具，那它只会给我们的生活带来更多的风暴和压力，因为几乎所有的抑郁和焦虑的根源都在于此。

马库斯意识到，在那一刻，放下橄榄球对他来说是必要的，他需要在自己的生活中重新定义心理韧性，因为单凭保持沉默和坚持是行不通的。如今，他能够以一种战略性的方式积极面对自己的感受，从而让自己的心态保持平和并实现目标。这种策略可以帮他更好地适应生活中遇到的各种挑战，并取得胜利，这就是心理韧性的强大作用。

给大脑充个电，让心灵透个气

在不断探索心理韧性的时候，我发现这确实是一项可以习得的技能，虽然需要花一些时间，但任何人都可以掌握。事实上，我发现许多曾经与精神疾病作斗争的患者，其实是那些在遭受磨难和处于不稳定时期时表现最好的人。当被问及他们拥有心理韧性的原因时，他们的回答几乎都是一样的。

"我以前也经历过这种情况，"所有人都这么说，"我知道自己该做什么来渡过难关。"

的确，这就是锻造心理韧性的意义所在。锻造心理韧性从自我照顾开始。我们需要找到一些小技巧，帮助自己变得更具自我意识，进而能适应不同的挑战。

在我自己的生活中，抑郁症教会了我注意细微的变化，因为这些变化可能表明我需要更加关注自己的心理健康。如果我发现自己开始喜欢一个人待着、避开朋友，或者感觉筋疲力尽，我就马上能意识到，这些表现可能是抑郁发作的早期迹象。这个时候，我就知道需要找个信任的人聊一聊，或者出去旅旅游、透透气，或者暂时中断工作，或者做些运动，或者找其他方法在生活中创造一些平衡感，我需要进行自我疗愈。随着时间的推移，我学会了以一种更健康的方式适应环境的变化并面对自己的问题。然而，这是一种不断积累的体验，我每天都在学习。

请记住，自我疗愈意味着找到健康的方式来给我们的身心充电，以便更好地面对生活的挑战。请注意，这个重点是"适应性"。就像马库斯和无数其他人一样，我们可以通过自我疗愈这种每个人都能学会的技能来培养自己的心理韧性。无论是冥想技巧、良好的夜间睡眠、祈祷、运动，还是其他一些自我疗愈实践，都能让自己感觉神清气爽，都可以积蓄自我的身体和心灵能量，就像红杉树一样，学会如何在狂风中生存。

简单地说，自我疗愈就像是一次深呼吸，就像我们参加高难度的考试时，在找工作的面试中面对一群新面孔时，与丈夫、妻子或孩子进行一次艰难的谈话之前做的一次深呼吸。自我疗愈可以帮助我们减轻压力，知道何时需要寻求帮助，并从生活的困难中学习、成长。自我疗愈的本质是用健康和可持续的方式来管理我们日益复杂和不断变化的生活。

被毅力拉长的痛苦

我还记得一位叫阿曼达（Amanda）的患者，她对自己的工作非常不满意。从我为她进行的第一次治疗开始，她就知道，这是她目前所经历的抑郁症的根源。

"根源就是工作，"她告诉我，"但我不确定如果辞职的话会发生什么。"

下班后，阿曼达在沙发上看电视，她不愿见家人和朋友，她将自己尽量沉浸在电视剧中，这样她就不用去想上班的事情。临近工作日，她对去上班的恐惧与日俱增。

尽管阿曼达接受过良好的教育，可以很容易地找到另一份工作，但她更关注抑郁症的症状，如缺乏动力、失眠、产生消极思想。阿曼达认为如果自己坚持下去，就能找到重新获得能量和快乐的方法。

经过几个月的心理健康治疗，她感觉好多了。然而，一切都没有真正改变，她仍然讨厌自己目前的工作，大部分空闲时间都在想着换一份工作。虽然情绪不再低落，但她仍然开心不起来。直到开始积极面试新的工作，她才发现自己真正获得了解脱。阿曼达没有让自己去面对困难并企图解决困难，而是改变了路线。她离开那个糟糕的环境，搬到了自己称心如意的地方。

这就是我们所说的积极应对，也是心理韧性的关键部分。并不是说我们一遇到困难就跳槽，也不是告诉大家要逃避困难，正如我们从马库斯的故事中学到的，我们并不需要无论如何都咬牙坚持下去的毅力。相反，积极应对是指在面对挑战时应深思熟虑和找准应对策略。积极应对使我们能够接受生活中的考验，包括情绪上最紧张的考验，让我们制定策略来克服困难，鼓励我们在需要的时候寻求帮助，帮我们从困难和错误中吸取教训，并将这些经验应用到新的事件中。

如果我回到瑜伽馆，和我的朋友亚历克和克里斯在一起，我会更多地谈论心理韧性的力量，我会分享自己所确信的：心理韧性不仅指坚毅的品质，确切地说，心理韧性是一种我们任何人都能学习的技能，一种通过尊重自己、尊重我们需要构建的心态来保持心理的健康和收获幸福的能力。

锻造心理韧性是我们终生的旅程，需要投入很多时间和精力才能成功。这是一段我们可以从今天就开始的旅程，比如做深呼吸，或者做我们最喜欢的串联瑜伽（流瑜伽），或者与信任的伙伴好好聊聊，或者寻找其他可以帮助自己振奋、更新和重置精神状态的自我疗愈练习。

自我疗愈的最大好处是，能为我们的内心带来安宁，并帮助我们更好地维持心理健康。不管我们的基因构成如何，我们都有能力找到能长期发挥作用的方法来管理每天所面临的压力。今天的实践将帮助我们学习如何更好地适应未来。这些实践并不能抵消生活中压力对自身产生的影响，没有人能赢得这场与压力"硬碰硬"的战斗，但当生活时不时地向我们发起挑战时，这些自我疗愈实践可以保护我们的身体和精神。当我们像苔藓仔猪一样把注意力转向适应生活而不是征服生活的时候，我们会发现自己学会了更多重要的技能，也学会了带着目标、平衡感、满足感和希望生活。

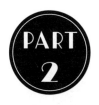

PART 2

打开心门，跟随身体的节奏
与生活共舞

既然已经准备好放弃那些关于心理健康的腐朽概念，并以正确的视角看待基于大脑的精神疾病，我们就能更好地理解什么是健康的心理，并愿意通过尝试不同的方法来塑造、维持心理健康。我把它们称为心灵自愈的四大支柱。这四大支柱能为你的心理健康打下坚实的基础。

　　心灵自愈的四大支柱，即呼吸、睡眠、饮食和运动，这些对于实现心理健康至关重要，这意味着我们要带着目标、平衡感、满足感和希望生活。当你能围绕着这些支柱采取健康的生活方式时，你就能更好地保持健康的心理状态。

　　下文将讨论为什么这些支柱如此重要。你可以采取不同的自我疗愈实践来过上理想的生活。

第 **5** 章

呼吸是最容易实践的放松妙法

呼吸是一剂万能良药。

我们每天平均呼吸 2 万次，除非你有哮喘或慢性阻塞性肺病（COPD）之类的疾病会感觉呼吸困难，否则你可能永远不会注意到自己的呼吸。这就是为什么要充分认识到呼吸这一简单行为是有力的自我疗愈策略之一。我们都有过这样的经历，应对压力事件的时候，会有一个讨厌的人从我们的身后探出头来说："放松，冷静下来，做一些深呼吸，你就会感觉很好。"但这实际上是你最不想听到的话。然而，平心而论，这确实是一个可靠的建议，因为当我们专注于自己的呼吸时，心率和血压下降，大脑充满了像 γ - 氨基丁酸（GABA）这样的镇定神经递质。尤其在情绪低落的时候，大脑和身体别无选择，只能以一种积极的方式做出反应。

通过呼吸练习可以改善身心状态，例如，呼吸练习是瑜伽中的重要组成部分，它将呼吸与运动结合了起来。这就是我如此热爱瑜伽的众多原因之一。呼吸和运动都是自我疗愈的好办法，对心理健康至关重要。

几年前，当我开始公开谈论瑜伽在治疗精神疾病和促进心理健康方面的疗效时，一些人自然而然地认为我是瑜伽老师，而不是精神科医生。一位记者想报道我的工作情况，当来到我与患者见面的诊所，他显得很茫然，问道："这里有足够的空间来教瑜伽吗？瑜伽教室在哪儿？"

你不需要成为一名瑜伽老师，或者会做"下犬式"动作，就可以从呼吸练习中受益。事实上，我很早就知道，即使在最具挑战性的瑜伽练习中，只要掌握良好的呼吸状态，就能让身体保持平衡、稳定和灵活。你可以在办公室休息时、看电视或洗澡的时候进行呼吸练习。我的诊室不是瑜伽教室，我更像是瑜伽修行者而不是瑜伽老师，但这并不妨碍我教患者学习如何做呼吸练习。最终，就像我的许多患者一样，你可能会发现自己想把呼吸和运动结合起来。如果你之前没有尝试过瑜伽，可能你会想尝试一下。然而，有时候人们会告诉我："我知道瑜伽对我有好处，但我就是不喜欢。"

说实话，一开始我也不喜欢。

高中三年级时，我参加了在佛罗里达州的一个音乐夏令营。我们大部分时间都花在音乐会排练上，有空闲时也会去海滩，享受远离家乡的时光。在日程表上安排瑜伽课似乎不太常见。一天下午，我被带进一个潮湿的房间，和我一起的还有大约30个闷闷不乐的青少年。房间里很拥挤，地板上铺着柔软的粉色垫子。老师是一位中年女性，穿着紧身衣，戴着飘逸的围巾，活脱脱一个20世纪70年代的瑜伽修行者形象。瑜伽室中播放着如海浪冲击般的器乐配乐，老师像跳跃着的女神在我们的垫子之间游走，以一种悦耳的声音建议我们伸展身体、专注呼吸，并打开我们的心扉。

说实话，我们平时的课程确实有点多，一周的活动结束后，她哼唱的"咒语"加上昏暗的房间能让我进入幸福的睡眠。我连一个完整的串联瑜伽都做不好，上课的时候我只是打了个盹，就被老师打响指吵醒，她打响指是为了强调她的这种瑜伽风格。一小时课程结束后，我和许多参加夏令营的同学一样，离开教室时都在想，为什么有人会去做瑜伽呢，其实完全可以回家睡个觉的，这有什么意义呢？

尽管第一次体验并不那么令人震撼，但我还是给了瑜伽一个机会，事实上，它真正发挥作用是在几年之后。那时我不堪重负，被转型期的压力压得喘不过气来，而且我很孤独。回想起来，我当时的感觉是典型的抑郁症症状，但当时我并没有意识到。我只是在寻找一种东西，一种让我感觉好一点的东西。

那是一个雨夜，我去了位于休斯敦市中心的瑜伽馆。瑜伽工作室的等候区很小，但室内装潢色彩鲜艳，每一面墙上都有黄色、紫红色和橘红色的斑点，在我看来，这里更像是夜总会，而不是一个帮助人们专注于当下的空间。这不过是我第三次尝试瑜伽，我还是耐着性子等待，希望收获全新的体验。等到该上课时，我们挤进了那个小房间，刚下课的人一边喝着沃斯矿泉水和高档绿色果汁，一边说着再见离开了。这和我想象的完全不一样。

当老师示意我们进教室时，瑜伽室里给我的第一感觉就是非常闷热。教练是一名运动健将，穿着瑜伽裤和背心，站在教室前面的一个宽盒子上。当全班同学都在垫子上坐下时，她说道:"如果你们在上课时感到累了,不要离开。躺下来,专注于呼吸。"

这是什么高级瑜伽训练营吗?我心想。

我不知道我到这来是为了什么,但我很快就明白她不是在开玩笑。一些新来的学生,甚至还没上完一半,就试图逃到门口,因为闷热的环境和疲惫感让他们无法继续,只有少数人成功逃脱,其他人的逃跑计划被老师断断续续的劝勉打断了。"待在教室里,'伽'人们!这种不适只是暂时的!"我不知道他们回到垫子上是出于自愿还是出于尴尬,那时的我只是忙着跟上进度。

我的身体从一个姿势换到另一个姿势,在闷热的环境里,除了坚持做好体式,我没法想其他的事情。在我们练习时,老师指导我们"在体式中呼吸,在疼痛中呼吸,不适感就会过去"。在闷热的环境和需要扭曲我的身体来完成这些具有挑战性的体式的裹挟下,我必须注意自己的呼吸方式。如果不继续深呼吸,就没有办法应付这堂课,除非我想晕倒,或者像其他新手一样,哭着认输求饶并出去。

任何在炎热、潮湿的夏日不得不深呼吸的人都知道,这种环境让你感觉到你像在把水滴直接吸入肺部。现在想象一下,你在一个光线昏暗、闷热的房间里,周围有 20 个人,他们都试图摆脱手臂的重力保持平衡,且看谁坚持的时间更长。尽管我是篮球场上的常客,但几乎整堂课我都在为"生存"而挣扎。我很快注意到，我的呼吸与我的身体有着内在的联系，而瑜伽与我感觉自己的"状态"没有太大关系。呼吸很浅、不均匀的时候，我的平衡和注意力就会偏离，这使得我容易从一个姿势中掉下来。当我能把两者联系在一起时，我的动作，就算有些人看起来很奇怪，我也感到自然得多。

"从呼吸到动作！"老师大声吼道。"用鼻子吸气，用鼻子呼气。吸气要慢、要深沉，呼气要清晰干净！"

起初，我的身体对她的指示感到不安。这种感觉有点不可思议，汗水滴下来并在我身体周围形成一摊水的时候，我尝试让自己的身体保持某个体式，这太难了。然而，当我按照她的指导调整自己的呼吸，甚至在呼气时发出奇怪的"嗯嗯"声，我就能够保持体式并坚持下去，我的呼吸以一种与动作相匹配的方式引领着我，扬声器播放的鲍勃·马利（Bob Marley）的《三只小鸟》（*Three Little Birds*）中带有重击声的节奏和我的脉搏律动相吻合。

那天晚上，我走出教室时，对刚刚发生的事情感到困惑，正如我所预料的那样，我感到浑身酸痛，但值得注意的是，我的头脑很清醒。事实上，我当时的感觉比我很长时间以来的感觉都好。这样的好心情也持续了下来，几个小时后，甚至是第二天，我都感到非常平静和轻松。虽然我对瑜伽是什么仍然感到困惑，但在几次非常不同的课堂体验后，我对瑜伽产生了好奇，想了解更多。我不知道那节瑜伽课为什么给我带来了精神振奋的感觉，是老师简单直接的语言肯定，抑或是在闷热的房间里流汗时内啡肽的分泌？我不得而知。然而，我知道这种感觉与我所熟知的其他类型的锻炼中体验到的感觉截然不同。那天不知怎么的，也许是老师频繁重复的"注意你的思想，注意你的身体，注意你的呼吸"穿透了笼罩在我头上的迷雾，我突然间顿悟了，成了瑜伽修行者。

为肺部进行一次"翻新"

问 10 个人什么是瑜伽，你可能会得到 10 个不同的答案。这是意料之中的，因为有太多不同类型的瑜伽课程和练习。你可能有一个朋友对阿斯汤加瑜伽非常着迷，这是一种专注于从一个姿势流向另一个姿势的练习；你的一个同事可能是热瑜伽爱好者，他会在 40℃ 的房间里练习瑜伽；还有一些人可能在做昆达里尼瑜伽时状态最佳，其中包括姿势、冥想和集体吟诵。你也不会忘记笑瑜伽、山羊瑜伽或空中瑜伽。打破传统瑜伽的常规似乎是一种亵渎，但我很高兴看到人们找到了改变瑜伽的方法，并从中获得了一些乐趣。《瑜伽杂志》（*Yoga Journal*）和瑜伽联盟的一项研究表明，定期练习瑜伽的人数呈上升趋势。不管你是谁，也不管你对瑜伽有什么先入为主的看法，总有一种瑜伽适合你。瑜伽真的适合所有人，和性别、年龄、肤色、体型或身材无关。这是我如此喜欢它的另一个原因。

尽管瑜伽有各种形式，但所有这些不同类型的瑜伽都有一个共同点，那就是通过呼吸使身心结合。事实上，"瑜伽"这个词在梵文里的意思就是"联结"。它代表着呼吸和运动的结合。虽然很多人可能会把不同的瑜伽体式与超健康的雅皮士的反重力倒立或马拉松后伸展联系在一起，但练习的重点应该是从呼吸部分开始。

当我第一次和患者谈论瑜伽时，我通常会得到两种可预测的反应。首先，第一类反应是喜欢练习瑜伽。事实上，他们对瑜伽的热爱可能是他们一开始就找我的原因。第二类反应通常是觉得自己对瑜伽不太了解，或者自己已经试过了，并感到讨厌它。不管怎样，通常当有人预约我的时候，就已经知道我既是精神科医生又是瑜伽修行者。有些人想更多地了解身心疗愈方法如何改变他们的生活，其他人只是希望我能给他们开个处方，让他们感觉更好，不用听我讲我的瑜伽体式之乌鸦式的经历。

无论哪种方式，学习训练大脑来对抗抑郁、焦虑或任何影响心理健康的东西，就像去健身房锻炼肌肉一样，这是一项必须培养的技能。当我向患者推荐瑜伽时，部分原因是其中涉及的呼吸运动对心理健康有很大的好处。它可以帮我们减轻情绪压力，可以更多地释放提升情绪的神经递质，最重要的是，它真的可以让你感觉更好。我越来越发现，从个性化瑜伽练习中学到的经验，包括如何将呼吸与动作结合起来，远比仅在瑜伽垫上练习体式有效果。

让呼吸带着自我意识"软着陆"

告诉别人放松、深呼吸或冷静下来很简单。当然，一般来说，这些词往往会得到完全相反的效果。回想一下上次你感到不知所措的时候，如果有人告诉你"克服它，冷静下来"，我猜效果不怎么样。

控制呼吸是帮助身体放松的好方法。话虽如此，但更重要的是要明白，放松本身并不能治疗焦虑、抑郁，甚至不能减轻压力。这可能就是对别人说"要放松"却没什么用的原因。只有通过呼吸或其他方式有效地处理焦虑、抑郁或压力等情况后，才会有放松的感觉。

呼吸是世界上最古老的"药物"，所有人在任何时候都可以使用它，而且不需要花费一分钱。我们需要呼吸不仅是为了生存，也是为了镇静。然而，事情没那么简单，如果我们只是试着多呼吸，它不会起作用。如果没有方法或意识，仅凭单纯的深呼吸，并不能让你获得心理健康方面的全部好处。专注于当下的呼吸，能使你做到这一点。

你肯定或多或少听说过"呼吸练习"，当然，近来有很多关于它的讨论。健康专家非常重视"呼吸练习"，无论你是在练习瑜伽、做引导冥想，还是独自去公园安静地散步，都涉及呼吸练习。关于正念，你可能也有自己的一些想法。当我谈到它的重要性时，有人会这么回应："这种练习不是为有钱人准备的吗？"

或者"我认为既然有时间静坐，很可能从一开始就没什么压力。"甚至有一位患者告诉我："医生，我可成不了那种能长时间静坐的人。"

其实，呼吸练习可能不是你所想象的那样。撇开所有的刻板印象，这种练习更注重的是对自我意识的觉察。这意味着关注自己，包括自己的呼吸方式和所在的环境。我们在生活中有很大一部分时间处于"自动驾驶"状态，被条件反射和习惯引导，而没有过多考虑我们在做什么或为什么要这样做。

想想你吃的上一顿饭。吃东西是因为你饿了吗？只是因为当时是中午，到点儿就得吃饭？还是你坐下来，真正地品味食物并享受每一口的味道，以及与你共进午餐的人的陪伴？这才是自我意识的真正体现。有趣的是，随着人类大脑的进化，像吃饭这样的本能行为，也在与杏仁核和大脑皮层这样的情绪中心一起进化。因此，吃东西不仅仅是为了缓解饥饿感，也不仅仅是为了给我们的身体提供生存所需的营养，还与我们的心情、感觉和情绪联系在一起。

简单地说，自我意识的觉察意味着真正进入你的生活，关注你的周围环境和你的行为。呼吸、瑜伽和冥想都被认为是基于自我意识的觉察，因为要真正从中受益，就必须在进行这些活动时有意识地关注自己身心间的联系。这就是这些活动与举重或跑步的不同之处。这也是为什么瑜伽不仅仅是一种体育锻炼的原因——我最初几次尝试瑜伽时就是这么想的。许多人确实体验到跑步等运动有助于自我意识的觉察，尤其是当他们能够专注于跑步时的呼吸或跑步时脚着地的方式时。在现实生活中，不管你正在做什么，你都可以专注于意识觉知，关注你此刻的感受和体验，而不是把自己束缚在不必要的判断上。

瑜伽就可以培养这种意识。例如，关注你的呼吸，吸气时做上犬式，呼气时做下犬式，可能会帮助你通过专注于呼吸来协同工作，并学会更多地关注当下。久而久之，这些呼吸不仅仅是推动我们完成瑜伽动作的流程，还可以帮助我们更有意识地与环境互动。

当你感到焦虑的时候，当你紧张得手掌湿漉漉的时候，当你的大脑加速运转的时候，当你的心在胸口怦怦直跳的时候，注意你的呼吸。感受你在吸气时腹部的隆起，呼气时空气从你的喉咙后面经过。想象一下，在这一刻，你的呼吸正在清除你头脑中的紧张、担忧和压力。密切关注你的身体是如何放松的，你的心率是如何降低的。你可能会注意到，几分钟后你会感觉好一点。这就是自觉意识的力量，这也是呼吸的力量。

呼吸是追求充实而有意义的生活的动力

每天，你都要呼吸大约 2 万次，而且不需要刻意去想它。每一次呼吸都会带来平静、专注、清爽和满足感。当我们呼吸时，氮气、氧气、二氧化碳和少量的氦气、氖气、氩气及氢气都会进入呼吸道。二氧化碳被肺部过滤掉，呼气时排出。然后富含氧气的血液流向全身，为身体的重要器官提供养分。

为了了解呼吸与心理健康的关系，你需要了解呼吸在自主神经系统（ANS）（神经系统中控制无意识行为的部分）中的作用，自主神经系统能调节重要的身体功能，包括维持身体核心温度、血压、呼吸频率和心率。这就是为什么身体会保持呼吸，即使大脑没有明确告诉它要这样做。自主神经系统本质上是通过维持重要生理活动来确保身体有序运作的，即使你专注于其他事情。同样重要的是要注意，自主神经系统控制着身体神经系统的另外两个关键部分：交感神经系统和副交感神经系统。前者有助于控制我们对恐惧、焦虑和情绪压力的反应，后者则能让我们休息和放松。

呼吸是自主神经系统的动力来源。考虑一下：如果有人要求你尝试放慢心率，你就会不由自主地深呼吸。如果你真的愿意，甚至可以闭上眼睛，想象自己在一个安静的地方，用这种方法加速放松自己。这个例子很有说服力，说明了心灵和身体是如何联系在一起的。如果你放慢呼吸，做深吸气和深呼气时，心率很快就会减慢。身体就是用这种方式和大脑联结的，呼吸会给自主神经系统发出号令。大脑进入焦虑状态时，你可能会发现自己呼吸速度加快，心率上升。如果你放慢呼吸速度，可以让身体进入一种更放松的状态，减少紧张的感觉。

如果呼吸再深入一点，你甚至可以感觉到呼吸是如何驱动交感神经和副交感神经系统运作的。人体需要这两个系统协同工作来维持身体和情绪的平衡。只要其中一个系统不能正常工作，整个人就会被压力征服，被情绪打败，最终导致身心健康出问题。或者，我们可能会失去所有的动力，包括追求充实而有意义的生活的动力。

想象一下你和一些朋友在黄石公园露营。到了晚上，你们坐在炉火旁，一边围着炉火吃棉花糖，一边愉快地交谈着，这时，你们发现一头灰熊正在向你们的营地靠近。你已经被充分地警告过公园里有饥饿的灰熊出没。你也可能在游客中心看过这样的视频：露营地的灰熊毫不费力地把柜门拉开，拿到汉堡包。在那一时刻，任何人都会感到恐惧。这时你需要考虑自己能做些什么，你的呼吸开始加快，并变得越来越浅。交感神经系统随之发挥作用，心率加快、血压上升，瞳孔扩大以便扩大视野。毕竟，要有效地对付一只饥饿的熊，不仅要快速思考，还要快速行动。基本上，当这种威胁降临在你和你关心的人身上时，你的身体会被推进到一种高度警觉的状态，并为战斗或逃跑做好准备——因为这样做可以增加你的生存机会。

你可能听人说过，有一点压力或焦虑是一件好事。如果你真的遇到了灰熊，那你至少需要一点压力来让自己采取行动，并帮助你决定是与灰熊搏斗，还是逃到安全的地方。在危急情况下，较低水平的焦虑和压力有助于提高生存概率，还可能帮助你冷静分析利弊、做出正确选择，实现逆风翻盘。

在某些情况下，压力是有益的，但这种观点通常在危急情况下更有说服力。你会发现，当你准备工作中的一次重要演讲，参加一场重要的考试，或者鼓起勇气邀请一个你喜欢的人出去约会时，交感神经系统就会被激活。每当你感到心跳加快时，你的交感神经系统就开始了它的工作，它使我们保持兴奋、思维敏锐，并准备好迎接即将到来的任何事情。但是当这种生理反应让我们不堪重负时，当焦虑抑制专注力和生存能力时，就会变得有害。

交感神经过度兴奋，或交感神经系统过度受刺激时，会让人感到窒息。一些人患有的疾病会导致交感神经过度活跃，其中许多人都说，他们感觉自己就像溺水了一样无法呼吸。一些影响你心理健康的事件也会导致交感神经过度活跃。无论是与伴侣一直争吵，还是处理来自老板的小挑衅，或者是仅仅感觉自己一直处于与外界脱节或陷入压力的状态，都会引起交感神经系统的这种反应。尽管这些事情看起来只是正常生活的一部分，但它们会向身体和大脑发出信号，警告你，你的安全正在受到威胁，为了拯救自己，你需要做些什么。大脑感知这些日常压力的方式与感知饿熊到来的方式相似。实际上，挑战你讨厌的老板，或逃离与你纠缠不清的伴侣，并不总是可行的。

几千年前，当我们在广阔的平原上寻找食物和躲避捕食者时，是战斗或逃跑反应让我们生存下来，并保持旺盛精力，但这并不总是适用于我们在现代生活中处理琐事。这意味着在大脑期望我们做的事情和社会可接受的行为之间经常存在矛盾。这种矛盾会导致身心产生不适感，例如心脏怦怦直跳、手心出汗、体温上升。当大脑需要调动全身的氧气来处理当前的情况时，身体甚至会被困住，呼吸会时断时续。所有这些情况聚集在一起，交感神经反应一次又一次地发生变化，就产生了焦虑。

深度呼吸，排解焦虑，敞开心扉

焦虑，是以强烈的、过度的和持续的担忧为特征的心理健康疾病，它会影响到日常生活。仅在美国就有 4000 多万人受焦虑的困扰，全世界大约有 2.8 亿人被焦虑折磨。这意味着你可能认识一个患有焦虑症的人，或者你很有可能自己也焦虑过。

如上所述，有点焦虑并不总是坏事。虽然焦虑肯定会让人不舒服，但如果我们能够学会认识它，通过呼吸排解焦虑，并加以利用，就可以激励我们自己敞开心扉，追求生活中最想要的东西。例如，我曾经接触过几个讨厌自己工作的患者。每天早上，他们醒来时都会感到惊慌失措，害怕去上班。虽然放弃自己讨厌的工作并不那么容易，但如果能承认自己到了该做出改变的时候，就能摆脱焦虑感的控制。如果你总是在忧虑，让焦虑变成一种持续的慢性状态时，问题就找上门来了。当反反复复的焦虑不断袭来，干扰了你的正常工作，让你无法与朋友和家人和睦相处或害怕迈出家门的时候，你可以想象到自己的交感神经系统已经进入过度兴奋的状态，你可能需要一些帮助才能恢复到正常状态。

焦虑症实际上是美国最常见的心理疾病，而且，正如美国精神病学协会的一项调查所发现的，人们越来越焦虑。原因很容易猜到：如今，世界运转的速度似乎比过去更快，这种趋势令人不安。焦虑感的增强不仅对你的心理健康不利，长此以往，也会对你的身体健康产生重大影响。

如果你发现自己思绪万千，不断地陷入各种忧虑，呼吸困难，难以入睡（即使你想睡上一觉，也无法睡个好觉），或者总是感到肩膀、脖子、臀部或身体其他部位肌肉紧张，你可能正在经历焦虑。如果你每天都有这些症状，并至少持续了6个月，那么你可能患有广泛性焦虑症。

虽然有几种药物可以减轻焦虑，但最常见的是一类被称为苯二氮䓬（或苯并）的药物，你可能会认出它们的商标名：安定（Valium）和阿普唑仑（Xanax）。这些药物曾一度是美国常用的治疗精神疾病的处方药。1966年，米克·贾格尔（Mick Jagger）和滚石乐队（The Rolling Stones）在一首同名的开创性歌曲中谈到了"苯佐斯"（Benzos，苯二氮䓬类药物）是母亲的小帮手。在20世纪60年代和70年代，美国甚至经历了某种程度的苯二氮䓬热潮。医生们像发放糖果一样发放这些镇静剂，其理论上的目的是帮助那些焦虑的家庭主妇和过度劳累的商人抑制交感神经系统反应，从而帮他们更好地管理繁忙的生活。当然，在当时，医学界并不了解或没有认识到这些药物有多么容易上瘾。即使有了这些知识，苯二氮卓类药物仍然是医生经常开的处方，也受到患者的追捧。

苯二氮卓类药物能产生抗焦虑和镇静作用，对情绪有显著的影响。它们通过与大脑中的一种特殊受体结合而起作用，这种受体促进大脑分泌一种重要的神经化学递质 γ - 氨基丁酸。这种神经递质是一种抑制剂，会减少神经系统不同部位的活动，让人感觉平静和放松。这些药物仍然是处方药，医生开这种药是为了给那些焦虑严重到经常处于恐慌状态的患者即时缓解病情。然而，由于这种药物很容易上瘾，所以只能在短期内使用。只要在几个星期内按时服用，就会让人产生依赖性，而且戒断这些药物的过程令人极度不舒服，有时甚至是致命的。在没有与医生讨论之前，任何人都不应该尝试戒除这些药物。

焦虑让人非常不舒服。人们很容易认为，有相关症状时，唯一的解决办法就是赶紧服用安定或阿普唑仑等药物。然而，还有其他东西可以促进大脑分泌 γ - 氨基丁酸，帮助你达到更平静、更放松的状态——不需要处方也不是有成瘾风险的东西，是不花一分钱，每个人都可以在需要时轻松获得的东西。没错，那就是你的呼吸。

当你采用正确的技巧呼吸时，能增加体内的抑制性神经递质，阻止交感神经系统超速运转。虽然这似乎令人难以置信，但事实证明许多研究成果都支持这样的观点：像瑜伽这样专注于有意识呼吸的练习，可以促进体内 γ - 氨基丁酸的增加，减轻焦虑、改善情绪。当你有意识地呼吸时，能轻松地利用身体中天生的抗焦虑能力冲破困境。这确实是一种未被充分利用的干预措施，对每个人都有效。

几年前的一个周末，我在一家精神病院住院部值班时，收到了病房护士的紧急呼叫。一位几小时前刚入院的老年妇女，正经历着严重的情绪困扰。

"她现在很难受，待在这里感到非常焦虑。"护士解释说，"我能给她开 1 毫克阿蒂凡（Ativan）吗？"

阿蒂凡是另一种苯二氮䓬类药物，医院经常用它来帮助患者缓解紧张和焦虑的情绪。当患者表现出严重的焦虑症状时，需要立即服用这类药物，但有针对性的呼吸练习可以获得同样的效果。我想，当我说不要开药，不如先和患者谈谈时，护士一定很惊讶。

我走进患者的房间，坐在床尾，和她聊了几分钟，又指导患者做了几轮"4-7-8"呼吸练习。即吸气 4 秒，屏住呼吸 7 秒，呼气 8 秒，这种技巧能极大地减少焦虑，平复心情，降低心率。果然，几分钟后，患者告诉我，她感觉放松了许多，可以在医院安顿下来了，完全不需要苯二氮䓬类药物。

虽然有些时候，治疗焦虑的药物对患者来说是必要的，但呼吸是我们所有人都可以使用的工具，在我们需要的时候它就在那里等着我们。在准备职场中的重要演讲时，在与伴侣发生激烈争吵时，甚至当 3 岁的孩子对着杂货店的麦片货架大声哭闹时，你都可以利用呼吸法帮助自己冷静下来。现在就可以尝试一下，注意呼吸法对身体、情绪和想法的影响。直到现在，我每天还在使用"4-7-8"呼吸法，很有效。呼吸真的是一种最古老的疗愈方法，可以让所有人受益。

慢下来，看清世界的真实面貌

治疗焦虑并不总是那么简单，有时很难立即确定最佳治疗方案。一天早上，一个20岁出头的非裔美国男子来到我的诊室，他叫杰西（Jesse）。他一进门，我就立刻意识到他心神不宁。他无法让自己坐下来，我看着他不安地在房间里踱步。

"听着，医生。我睡不着，我吃不下，感觉有一种电流穿过我的身体和大脑。"他说。他双手抱着头，继续在房间里来回走，躁动不安。

杰西继续说，他最初是因胃部反复出现疾病去看家庭医生的。

"我觉得胃里好像有个结，"他说，双手紧握，将拳头戳在腹部。"伙计，我还感觉喘不过气来。"

在那之后的几个星期里，他因为胃部症状被转到肠胃科医生那里，后来，症状没有缓解，他就来找我了。

"我觉得我的胃出了问题，可能得了肠易激综合征或乳糜泻，我最近读了很多这些疾病的相关资料。"杰西告诉我，"我的家庭医生和肠胃医生也都说让我来找你。你能给我开点抗生素什么的吗？过去的几天简直就是地狱。"

他还告诉我，过去两个月他一直在服用阿普唑仑。

"我的阿普唑仑也用完了，所以我需要再加点。"他说，"你能不能为我签一份病假单？我这样真的不能回去工作。我感觉自己很混乱。"

随着诊疗的深入，我了解到，在杰西开始出现症状之前不久，他遭遇了一场小车祸。起初，他只是在开车时出现胃痛和呼吸短促，但很快他就发现自己感到紧张，喘不过气来，而且一天有好几次感觉自己的心脏要跳出胸腔。这些症状不断发生，似乎没有什么规律可循。

"我尽可能避免开车，因为我不想失控，"他说，"我很惊讶我今天竟然能开车来到这里。"

医生没有发现他的胃或肺有任何问题，但他们给他开了阿普唑仑来帮助他放松。一开始阿普唑仑对他有帮助，但和许多对这种强药效的苯二氮卓类药物产生依赖的人一样，杰西发现，随着时间的推移，他要加量才能维持需要的镇静效果。当用完医生开的药后，他的焦虑症状恶化了，后来他又服用阿普唑仑，但没什么效果。

在接下来的几个月里，我帮助他戒掉了阿普唑仑，并教他如何利用呼吸控制焦虑。起初，他很难适应，毕竟他原来把呼吸视为焦虑的可怕症状，而现在却要把呼吸变为控制焦虑的手段。尽管如此，杰西还是逐渐进步了。随着时间的推移，杰西有所改善。

他学会了识别是什么因素导致了自己的焦虑（他对交通事故的恐惧），然后使用自我疗愈技巧，包括呼吸练习，来缓和他交感神经系统的反应，不再需要苯二氮䓬类药物。

重要的是，我们要承认轻微焦虑是一件很自然的事情，没有办法摆脱它。我们都需要至少一种低水平的潜在焦虑来让我们每天起床并行动。如果能把焦虑控制在合适范围，不仅能帮助我们生存，还能帮助我们成功。只有当焦虑症状恶化，变得无法控制时，它才具有破坏性。通过关注呼吸来帮助我们进入一种自然的平静状态，可以确保焦虑永远不会超过我们自身可以承受的程度。我们可以利用由肺部的收缩扩张和自我意识驱动的呼吸练习让自己慢下来，使思考更清晰，并看到世界的真实面貌。它真的是一种强大的力量。

意识越专注，内心越平静

我仅仅上了几堂课，就迷上了瑜伽。几个小时的练习，我感觉轻松愉快、令人陶醉，随着瑜伽练习的深入，这种感觉愈发强烈。当时我并不明白其中原委，但学习如何更好地将呼吸与运动联系起来，有助于我稳定情绪。在接下来的几个月里，靠着做实习生微薄的收入，我想方设法满足自己的瑜伽练习需求，我参加镇上新开的瑜伽工作室免费试听课程，每当有团购活动时，我就会付款囤一些课时。甚至在周末，我还为当地我最喜欢的瑜伽工作室发传单，以换取一些免费课程。时至今日，我每周都要练习几次瑜伽，但并不总是去瑜伽工作室。一般来说，我会在有几分钟空闲时间的时候，做几个序列体式，有时在家里、公园里，甚至在办公室里。它不仅对我个人起作用——它的确是一种治疗方式。每当我专注于呼吸，从一个体式转换到另一个体式时，我心里很清楚我在尽自己所能维持心理的健康。

当你刚接触瑜伽运动时，可能仅仅因为它是一种体育锻炼方式，当然运动也是一种自我疗愈的形式，本书接下来会详细讨论。然而，人们之所以能够充分利用瑜伽作为一种心理疗愈的策略，正是因为做瑜伽时需要对呼吸有意关注。在做瑜伽体式时专注于呼吸有两方面的好处：一是有助于减少某个体式下身体的不适感；二是有助于使僵化的头脑变得灵活。瑜伽修行者通过深深地吸气使身体为运动做好准备，通过深深地呼气使身体舒展并增强韧性。此外，深呼吸还能抑制交感神经系统的反应，让大脑趋于平静，显著减少焦虑感。

尽管我本人非常喜欢瑜伽，但我知道并不是每个人都喜欢。幸运的是，瑜伽并不是唯一利用呼吸来促进心理健康和保持幸福的方法。你可能会喜欢缓慢的、专注于自我意识的太极拳，抑或是能放松身心的冥想打坐。只要找到适合自己的练习就行。你所需要的是专注于意识的感知和深入地呼吸，并不需要复杂的课程、瑜伽班会员资格或瑜伽弹力裤。

5 种呼吸法，帮你放松身心

以下这些都是我推荐给患者的呼吸技巧，能更好地控制不必要的焦虑。如果你愿意尝试专注于呼吸，可以从连贯呼吸法开始练习。你也可以从以下的几种呼吸法中选取一种自己最喜欢的，并定期练习。这些方法都能帮助你减轻焦虑和压力，使身体和心灵恢复到平静状态。

连贯呼吸法

这种呼吸方法既可以坐着，也可以躺着练习，但初学者最好选择一个私密的地方进行。闭上眼睛，想象整个身体的重量都压在地面上。双脚与臀部同宽，掌心朝上，然后选择一个焦点凝视。你的凝视点可以是天花板上的一个点，一个灯具，如果你在室外，也可以是天空中的一朵云。你甚至可以闭上眼睛，在你的心中想象这个凝视点。

确定了凝视点后，把注意力集中到呼吸上。尽管我们每天要进行 2 万次以上的呼吸，但我们很少注意它们。为了帮助你专注于呼吸，请将一只手放在腹部，掌心向内，另一只手放在心脏上，然后感受每一次吸气时胸部和腹部的扩张，呼气时腹部的下沉。

你也许不想做这种胸腔呼吸练习，这是新手常见的问题，因为可能会有喘息或窒息的感觉。你可以试着在呼吸之间让空气充满肺部，意识聚焦于自己的身体，这样不仅能为身体提供养分，还能为心灵带来平静。

虽然这种连贯呼吸法并不能马上消除严重的焦虑或恐慌，但这是一个很好的开始，能帮助你学习如何专注于自己的呼吸。

喉式阻力呼吸法

一旦你掌握了连贯呼吸法，就可以开始学习喉式阻力呼吸法。这种呼吸法需要通过鼻腔吸气、呼气，在这个过程中，咽喉部位会发出喉音。这种方法在瑜伽中很流行。练习时先将舌尖抵在牙齿后面，稍微拉紧声门，即声带之间的开口位置，然后开始呼吸。刚开始练习的时候，可以先用鼻腔吸气并保持几秒钟，然后通过嘴巴呼气，让气流从声门通过并发出喉音。熟练后，可以闭上嘴巴，仅用鼻腔吸气和呼气。

就像借助连贯呼吸法一样，如果你掌握了喉式阻力呼吸法，就能专注于体验呼吸时腹部的起伏，有助于保持镇定。运用喉式阻力呼吸法会产生类似于用吸管吸入空气的感觉，呼气时如果声带能发出像海浪拍打海岸的声音，或像风在树林中低语的声音，那么你就做对了。

在瑜伽运动中，做很多体式时都会用到喉式阻力呼吸法，无论是坐在椅子上，还是盘腿坐在地板上练习都可以，这完全取决于哪种姿势让你感到更舒服。

如果你掌握了这个呼吸技巧，每分钟最好不要做超过 2~4

次练习。起初你会发现自己有点头晕，这不是缺氧造成的，而是因为这种呼吸法会将氧气立刻送入肺部和大脑，比你意识到的还要快。由于迷走神经受到刺激，你的身体会产生非常明显的平静感。

迷走神经是一种重要的颅神经，它将大脑和身体的重要器官系统相连接，包括心脏、肺和肠道。练习喉式阻力呼吸法能激活副交感神经系统，反过来，副交感神经系统会给予神经系统反馈，从而放松身心。

喉式阻力呼吸法不需要长时间练习就能让人感受到平静。我经常将计时器放置在身边，设定60秒的时限，做几组喉式呼吸练习，这样我就能有平和的心态，并且整天都神清气爽。

鼻孔交替呼吸法

鼻孔交替呼吸法是另一种类型的阻力呼吸法，其原理和前两种类似。用鼻孔交替呼吸也是瑜伽练习的一部分，即先用拇指堵住右鼻孔，完全通过左鼻孔呼气，紧接着将同一只手的无名指放在左鼻孔上，然后完全通过右鼻孔吸气。以此交替进行。

采用这种呼吸法一开始可能会有点不舒服，尤其是鼻塞的时候。为了呼吸得更顺畅，稍微张开嘴也没关系。你可以坐在椅子上或双腿盘坐在地板上练习鼻孔交替呼吸法。实践证明，仅仅5分钟的鼻孔交替呼吸练习就能放松副交感神经（负责休息和放松）。只需要每天15分钟的练习，6周时间后，会有显著效果，这种呼吸法甚至可以帮助人们振奋情绪。

我在为重要演讲做准备时，用鼻孔交替呼吸法最有效。在任何感到紧张的情况下，我都喜欢做几轮这种呼吸练习，让自己平静下来。如果你想要从紧张的状态中走出来，平复思绪，通过鼻孔交替呼吸法来安抚紧张的神经是非常有效的。

箱式呼吸法

箱式呼吸法的好处之一是易学易会，不管是在办公室里还是在家中，几乎任何地方都可以做。我建议初学者选择一把舒适的椅子坐下来，背部靠着椅背，双脚落地。当然你也可以在站立的时候用这种方法呼吸。

先闭上眼睛，用鼻腔吸气，心中默数到 4 的时候，感觉空气充满肺部，注意腹部的扩张。当空气充满整个胸腔的时候，屏住呼吸，慢慢默数到 4。屏住呼吸的时候，不要太过用力，那会产生窒息感，让你感觉很不舒服。相反，只需要专注于自我意识，在大约 4 秒钟内，你就可以轻松做到屏住呼吸。最后，在心中默念到 4 的时候慢慢地呼气。重复这种呼吸法几分钟，直到身体和心灵感到放松，恢复平静。

箱式呼吸法得到广泛的应用是有原因的：它见效快，能真正缓解身体和精神上的压力，并让人保持敏锐。

4-7-8 呼吸法

坐在一把舒适的椅子上，也可以盘腿坐在地板上，如果快到睡觉时间了，你还可以躺在床上做。请闭上眼睛，把呼吸调到自然舒服的状态，用鼻腔吸气，同时默数到 4；屏住呼吸，数到 7，然后呼气，同时默数到 8，可以张着嘴呼气，也可以用鼻腔呼气，整个过程重复几分钟。

4-7-8 呼吸法被认为是箱式呼吸法的改进版，并被整合医学大师安德鲁·韦尔（Andrew Weil）博士大力推荐，他认为 4-7-8 呼吸法是身体和心灵的天然镇静剂。虽然科学界还没有完全弄清楚 4-7-8 呼吸法到底是如何以及为什么能缓解焦虑和失眠，但它已经在患者群体中得到了广泛的实践，我个人和我的许多患者都从中获益。在练习的过程中，请注意，呼气和吸气的时长是可以随意调整的，重点在于呼气的时间一定要比吸气长。更长时间的呼气可以更好地刺激迷走神经，迷走神经会告诉大脑和身体这时候该放松了。你需要多尝试几次才能找到舒适感，如果需要的话，可以从箱式呼吸法开始，然后随着练习的深入，逐渐过渡到 4-7-8 呼吸法。

无副作用的治疗：用"呼吸"代替药物

尽管有些人采用这些呼吸方法获得的镇静作用比其他人更明显，但真正想培养自己拥有把呼吸当作药物来使用的能力可不是一蹴而就的。要明白，这个世界上没有包治百病的灵丹妙药，所以我建议患者挑选一个适合自己的呼吸练习方法，然后花点时间好好体验这种练习对自己的帮助。只要学会了专注于呼吸，你就会发现你能在任何令自己感到焦虑、有压力的场合运用这个技巧。

第 **6** 章

别再做日夜颠倒的"熬夜党"

开怀大笑和酣然沉睡是医书里最好的药方。

肯尼（Kenne）天生会讲故事。第一次来诊所的时候，这个60多岁的半退休老人向我描述自己年轻时的风流韵事。20多岁的时候，肯尼的生活中充满了享乐和摇滚乐。当然，撇开过去的不幸经历，他的生活经历还是蛮精彩的。年轻时他省吃俭用，环游欧洲，到印度旅行，差不多游历了整个世界，甚至在新西兰住了一段时间。他自称是冒险主义者，只要有机会，不管有多么危险，他都想要尝试新的事物。最近，他甚至和一位比自己年轻得多的女人结婚，并自嘲道，因为年龄相差太大，他们之间发生了许多始料未及的矛盾、冲突。他滔滔不绝，我好不容易逮住机会问他为什么来看心理医生的时候，他直言不讳地说："哥们，我觉得自己没有'活力'了。"

这是我们的第一次见面，因为夸夸其谈、大大咧咧的性格，还有他对自己在性这方面的开诚布公，我觉得肯尼来找我只是因为生理和心理上遭遇到中老年危机。可是，随着我们谈话的深入，在了解了他过去和现在的很多事情之后，我得知他非常沮丧。他对妻子失去耐性，越来越喜欢无端呵斥她，夫妻俩常常为小事而吵闹。最近，这对夫妻搬进了梦想中的新房子，可肯尼一点都高兴不起来，反而对修缮工程感到恼火。他厌恶做所有的事情，甚至那些曾经给他带来巨大快乐的事情，现在都会让他烦躁不安。他觉得自己不正常，他想找到一种方法，找回之前那个乐天派的自己。

当询问肯尼关于睡眠的问题时，他很坦率。多年来，他一直是个夜猫子，睡眠时间刚刚达标，他承认重新返回工作岗位后，自己迷上了在线扑克游戏，所以睡得更晚了。这也意味着他的睡眠时间更少了，甚至睡眠质量更糟糕，所以我怀疑是糟糕的睡眠影响了他的情绪。

睡眠问题，比如睡得太多或太少，抑或是即使在床上睡够了8个小时，也整天感觉疲惫不堪，这是大多数精神疾病的常见症状。如果读者翻阅《精神障碍诊断和统计手册》，很快就会发现睡眠障碍与许多精神疾病相关联，比如双相情感障碍、重度抑郁症和广泛性焦虑障碍。的确，任何精神疾病都会影响睡眠。如果没有得到足够的休息，身体和精神都会受到影响，缺乏恢复性睡眠会对我们的心理健康造成严重影响。

本杰明·富兰克林（Benjamin Franklin）的名言"早睡早起，使人健康、富有和聪明"足以说明其在神经精神病学方面有非凡的先见之明。任何一个整夜辗转反侧的人都知道，睡眠过少会让人变得暴躁、头昏脑涨、效率低下。人们可能还不知道，许多精神疾病患者长期睡眠不足会影响大脑中的神经递质，抑郁症和焦虑症等精神疾病所涉及的神经递质相同。长期睡眠不足就会影响大脑中血清素受体的表达，干扰血清素的产生。巧合的是，这种症状在某种程度上类似于抑郁症。睡眠不足会成为一个恶性的、自我延续的循环：睡得越少，就越感到沮丧；感觉越沮丧，睡眠就越少。难怪一些研究表明，超过80%的抑郁症患者有睡眠问题。

这是有道理的，因为睡眠是健康的重要组成部分，就像空气、食物和水一样，对我们的整体健康很重要，尽管大多数人，包括我自己，有时并没有足够重视睡眠。为良好的睡眠创造时间和空间可能会特别困难，因为我们的待办事项清单上有这么多的事情：为工作制订计划、照顾孩子、熬夜以最终享受独处的时光。事实上，我们中的一些人认为，一天尽可能地少睡几乎是一种荣誉。在大学和医学院的时候，我经常听到有不少学生吹嘘自己在大考前开夜车。这是个需要引起重视的问题，研究表明，睡眠不足会影响认知、情绪、注意力和免疫反应，导致健康产生问题。

然而，好消息是，当你感觉状态不好的时候，有很多方法可以帮你改善睡眠。事实上，保持良好的睡眠是一种自我疗愈，会在很大程度上提升我们的整体心理健康水平。

睡眠≠休息，睡得沉≠睡得好

在很多方面，睡眠做起来容易解释起来难。如果我问你什么是睡眠，你可能会说它是一种休息的形式，或者是我们晚上闭上眼睛后所做的事情。科学家和医生花了几十年的时间试图确定到底什么是睡眠，为什么它如此重要，以及当我们做这件事时身体里发生了什么。事实是，许多研究人员仍在试图弄清这一切。科学界证实几乎每个物种都会经历这种自然发生的、有规律的作息形式。也可以说，睡着的时候，身体会发生重大的生理变化，心跳和呼吸频率变慢、体温下降、肌肉放松、有一段时间失去意识。你的感官，比如听觉、嗅觉和触觉，都受到了抑制。基本上，身体会进入一种关机和充电模式，以便进行一些重要的内部程序运行。

睡眠不仅是一种状态。确切地说，这是一个复杂的恢复过程，躺下休息的几个小时会经历一系列不同的阶段。有两种不同类型的睡眠：快速眼动睡眠（REM）和非快速眼动睡眠（NREM）。快速眼动睡眠是一种浅睡眠，大多数梦都是在这种睡眠模式中产生的。由于呼吸模式不规律，大脑会麻痹身体的肌肉，所以身体不会把梦境付诸行动。非快速眼动睡眠通常不存在快速眼动睡眠的特征，该阶段还进一步分为 3 个不同的子阶段：N1、N2 和 N3。当你进入非快速眼动阶段后，睡眠会变得更深，当你达到 N3 阶段时，就很难被叫醒。在深度睡眠阶段，你的身体也处于全面恢复模式，修复肌肉、增强免疫力、巩固新的记忆。在非快速眼动睡眠期间，大脑中参与激发神经递质的受体，如血清素、组胺和去甲肾上腺素，在某种意义上都"关闭"了，所有这些神经递质都参与支持心理健康，因此经过一晚上的修复与休息后，这些受体可以在你清醒时更有效地工作。

典型的睡眠周期通常是这样的：当你渐渐进入睡眠状态，处于那种昏昏欲睡、意识不全的状态时，你会进入非快速眼动睡眠的第一阶段。几分钟后，身体进一步放松，进入轻度睡眠，即非快速眼动睡眠的第二阶段——晚上的大部分时间都处于这一阶段。在浅睡眠中，你没有意识，心率和呼吸都变慢了，但仍然很容易被叫醒。当你进入更深的睡眠时，你就进入了非快速眼动睡眠的最后一个阶段。这最后一个阶段的不同之处在于，如果你将某人的大脑与脑电图（EEG）连接起来，此时在脑电图显示器上就可以看到一种非常明显的低频慢波模式。EEG 是一种通过放置在头皮上的电极来测量大脑活动的检测机器。正因如此，非快速眼动睡眠的最后阶段也被称为慢波睡眠。

在经历了非快速眼动睡眠的三个阶段后，接下来会进入快速眼动睡眠。最不可思议的是，即使眼睛以惊人的速度在动，身体的其他部分仍然一动不动。事实上，在快速眼动睡眠阶段，身体无法移动，是因为肌肉"瘫痪"了。如果此时用脑电图记录脑电波活动，就会显示出与大脑清醒的时候非常相似的脑电波模式。关于存在快速眼动睡眠的原因，及其在大脑发育中的潜在作用，科学界有好几种不同的理论，甚至有的理论认为可将梦境作为一种潜意识来清除不良行为，如攻击性等。至今，快速眼动睡眠的确切功能仍然是个谜。

在正常的夜间休息期间，人体会经历 4 到 5 个睡眠周期及其所有阶段，每个睡眠周期大约为 90 分钟。然而，随着时间的推移，越往后的睡眠循环周期，深度睡眠的时间会越少。了解这一点很重要，因为拥有充足的深度睡眠是保持健康的关键。正是在深度睡眠期间，我们的身体经历了恢复精力、蓄积能量和健康更新的重要过程。如果减少整体睡眠时长，也就相应地减少了深度睡眠的时长，实际上就会减少身体和大脑恢复和充电所需的关键时长。

昨晚，你在床上数了几只羊

失眠，比我们想象的更常见。根据美国睡眠协会的数据，近 30% 的成年人在短期内有失眠问题，10% 的人有难以持续睡眠的问题。

我们都偶尔有过不眠之夜，但如果每周至少有 3 个晚上会失眠，并且至少持续 3 个月，那就成了失眠症。不同类型的失眠有不同的诱因。轻度失眠或睡眠障碍的症状是难以入睡，感觉躺在床上好像永远都睡不着。中度失眠症是指在所谓的维持足够的睡眠时长或保持整晚睡眠方面存在问题。很多事情可能会导致中度失眠，包括房间太热，身边躺着鼾声如雷的丈夫或妻子，睡前喝太多水多次起夜。可能你已经猜到了，晚期的睡眠障碍是指过早地醒来，这种情况在老年人人群中更常见。压力、焦虑或抑郁也可能导致这种情况。其实睡眠障碍不止这3个类别，还有混合性失眠，即一个人的睡眠模式被打乱，混合了多种类型的睡眠障碍。不幸的是，无论是轻度的无法入睡还是难以维持睡眠的失眠问题，结果都是相同的，即深度睡眠的时间更少，导致人整天昏昏沉沉，头脑不清醒。

不可否认，导致睡眠障碍的原因有很多，且比较复杂。这是因为失眠与许多常见的健康问题有双向关系。请记住，绝大多数精神疾病都伴有与睡眠障碍相关的症状，但也有各种身体疾病会影响夜间的充分休息。

为肯尼这样的患者诊断的时候，我首先要排除前列腺肿大或阻塞性睡眠呼吸暂停等身体疾病。还有如胃食管反流病（GERD）或更年期早期阶段，都会导致睡眠质量下降的情况。

睡眠状态也会随着年龄自然地变化。证据表明，随着年龄的增长，每过10年，我们的睡眠时间平均会减少8到10分钟，到60岁左右才趋于稳定。60岁以后，预期的变化就是：夜间的深度睡眠时间会减少，更容易醒来，白天如果日程安排允许的情况下，会多次打盹。通常睡眠问题是由自然老化或疾病引起的，但由于睡眠对大脑的影响，睡眠质量差仍然可能对情绪、感觉和行为产生负面影响。

这就是我们要把睡眠作为心理健康自我疗愈的支柱的原因，良好的睡眠就是良药。无论是工作压力大、担心孩子，还是服用药物产生慢性失眠问题，都会对我们的身体和精神造成严重破坏。好消息是，有大量有据可循的方法能改善我们的睡眠。而最有益和可持续的方法往往不是服用安眠药。改善睡眠的保健活动往往是让人在夜间获得深层恢复性睡眠的一个重要方法。

我亲眼所见，对因焦虑症而住院的患者来说，改善睡眠质量也会对其焦虑症状的改善起到立竿见影的效果。还记得奥林吗？在与妻子分居后，他曾一度想自杀，因患抑郁症被送进医院。他在入院当天就服用了抗抑郁药，仅仅一两天内症状就明显改善，这远远早于药物能够开始起作用的时间。究其原因，是奥林在医院里获得了他人的支持，一日三餐饮食规律，逃离了那个让他无法安宁的环境。他在家抑郁症发作时，睡眠也受到了影响。入院后，他每晚至少睡 7 个小时或更长时间。睡眠充足，满足了基本的生理需求，治疗效果立马显现。获得充足睡眠后，他的精神状态恢复到了基准线，并达到可以着手治疗其他症状的程度。

还有很多类似的病例。有人在危急状态下来到医院，在睡了一两个晚上的好觉之后，他们就会更有能力应对最初让他们来到医院的那些问题。门诊患者也是如此，当 60 多岁的冒险家肯尼晚上早早地关掉电子设备，逐渐养成良好的睡眠习惯之后，他发现焦虑症状在逐渐改善。我们一次又一次地发现睡眠的重要性，尤其是对心理健康而言。

报复性熬夜，易欠不易还的"睡眠债"

为什么睡眠对我们的健康有如此重要的影响呢？这有很多原因，其中最重要的就是，充足的睡眠能让大脑在白天保持最佳工作状态。如果大脑没有获得足够的休息，其基本运作功能就会受到影响，进而极大地影响情绪和行为。

一些研究认为睡眠不足会影响到大脑区域中与调节情绪相关的功能，其中包括与恐惧和攻击相关的杏仁核，以及大脑奖励系统的重要部分——腹侧前扣带回皮层。如果睡眠不足，这些重要的大脑区域就无法达到最佳运行状态，就会对负面刺激高度敏感。结果呢？人就会变得很暴躁，为一些小事发脾气，难以摆脱忧虑。如果连续好些天或几周都睡眠不足，那就欠下了"睡眠债"，大脑中的情绪缓冲区就会完全消失。如果大脑一直处于这种极限状态，之前那些可能只会让你稍感不快的话语或者行为，现在就会变成"压垮骆驼的最后一根稻草"，颠覆你的生活。

心理健康和睡眠间的联系非常紧密，当人们患上精神疾病后，也会导致睡眠结构的改变。一般来说，抑郁症患者在躺下后需要更久的时间才能入睡，一旦睡着了，也会更快地进入较易产生梦境的快速眼动睡眠阶段。与没有患抑郁症的人相比，患抑郁症者的快速眼动睡眠时间会更长，慢波睡眠时间就会相应变短。这意味着即使整晚（或整天）躺在床上，恢复性的睡眠时长也较少，这种睡眠状态会使人感到疲惫不堪，就像根本没有睡过一样。

压力同样也会导致身体增加皮质醇、葡萄糖和肾上腺素的分泌。如果恢复性睡眠时长不够，身体就需要更多的能量来保持警惕，这会给整个健康系统带来压力。如此一来，身体就会产生更多的皮质醇等压力激素。要知道，在短期内，一点点的皮质醇能发挥很大的作用，帮助身体准备战斗、逃跑或冲破障碍。在一天之中，有条件的话最好是下午小睡一会儿，因为随着时间的积累，身体会将多余的皮质醇视为威胁，进而激活自身的免疫系统，产生大量不必要的炎症反应，这些炎症反应也与严重抑郁症和疲劳等情况有关。

这还不是超额皮质醇激素释放所带来的唯一问题。情绪紧张时超额分泌的皮质醇激素会让身体长时间处于警觉状态，睡个好觉根本不可能。随着皮质醇、葡萄糖和肾上腺素的分泌，身体已经做好了应对的准备。此时大脑处于警惕状态，以预测即将到来的威胁，例如表现为身体肌肉紧张。当然，这绝对不是利于放松地睡觉的状态。实际上，超额分泌的皮质醇等压力激素会给身体内部创造一种环境，类似于身体喝了浓缩咖啡一样的环境，让人更难休息。很快，我们就知道了睡眠障碍的元凶就是这种糟糕的睡眠习惯，我们只有对睡眠习惯做出重大改变，才能真正提高睡眠质量。

为大脑"做家务"，清除"精神垃圾碎片"

睡眠对健康还有一个至关重要的作用：高质量的睡眠能为大脑提供一个合适的环境，帮助我们清除大脑中的精神垃圾碎片和其他细胞废物。这就是人体自身的深层清洁功能。淋巴系统能收集、运送身体产生的毒素和其他废物，并将他们排出体外。高质量的睡眠是对健康至关重要的因素，如果无法进行高质量睡眠，人体的肾脏、肝脏、心脏和肺部都会在一定程度上受损。

大脑是一个高价值的器官，支持其他器官和组织的正常运转，同时也产生大量的细胞和分子废物。一般来说，身体中繁忙的器官都是如此。在罗切斯特大学（The University of Rochester）的研究人员对睡眠中的老鼠的大脑进行成像研究之前，大脑如何排除其自身所产生的废物一直是神经生物学巨大的谜团。

来看看吧！老鼠睡觉时，科学家们发现了一种被称为星形胶质细胞的特殊脑细胞，这是一种神经元的支持细胞，创建了独特的通道，以帮助大脑脊髓液（大脑中的透明无色物质）在体内游走。这些与睡眠有关的变化，本质上是将白天收集的垃圾从大脑中清洗出来，送入外部的淋巴结的过程，研究人员将这个运作系统命名为"淋巴"系统。

大脑的垃圾清除过程与心理疾病的症状之间有什么关系呢？事实上，二者关系密切。罗切斯特大学的研究人员最初对胶状淋巴系统及其在清除与阿尔茨海默病和帕金森病相关的蛋白质斑块中发挥的作用感兴趣。如果胶状淋巴系统不工作，斑块的堆积就不仅仅是对大脑健康产生影响。睡眠不足时，大脑无法清理垃圾，大脑中由此积攒的大量垃圾就会导致免疫系统"出兵"，产生过度的炎症反应。一项又一项研究表明，炎症反应会加重抑郁、焦虑和许多其他心理疾病。

睡满 8 小时，就是高质量睡眠吗

与患者谈论睡眠时，我首先被问到的一个问题是，睡多久才足以支持心理上的健康。当然，我们都听说睡 8 小时是最合适的，但这不是一条硬性规定。由于年龄、基因或健康状况的不同，每个人实际需要的睡眠时间也不同。新生儿每天的睡眠时间可以达到 17 个小时，而老年人每天 6 个小时就够了。虽然我们都认同每晚保证 7 至 8 小时的睡眠这一黄金法则，但也不是绝对的。与保证睡眠时间相比，更重要的是提升睡眠质量。

即使我们无法准确计算出深度睡眠时间，身体也会知道睡多久合适、睡得好不好。情绪反应和行为举止能让我们准确地知道自己是否睡够了。如果早上不用闹铃就自然醒来，而且感觉神清气爽，就说明休息够了。

此外，如今市面上的各种可穿戴的睡眠质量监测装备也能让我们检测自己的睡眠质量。这些装备可以检测出我们整晚的睡眠模式，并计算出睡眠时长，更重要的是，还可以进行睡眠质量测评。可穿戴设备能显示全方位的个人睡眠信息，让我们对自己的睡眠情况了如指掌，还可以帮助我们制订睡眠计划，以促进心理健康。

在辗转反侧的不眠夜，谨慎地选择"助眠剂"

许多患有睡眠障碍的患者要求我开一些帮助睡眠的处方药物，是否要开需根据具体情况而定。如果患者处于严重的痛苦之中，服用处方药物是有帮助的。然而，这些帮助睡眠的药片并不能根治失眠。

一般来说，就像对待焦虑症严重的患者一样，医生有时会开一种苯二氮䓬类药物来帮助患者入睡。前面提到过，这些药物其实就是镇静剂，它们是通过抑制大脑的高速运转来帮助患者获得平静的。这类苯二氮䓬类药物疗效好、见效快，但是极易上瘾。每天晚上都依靠安定等苯二氮䓬类药物入睡的人，过一段时间就需要使用更大的剂量才能产生同样的镇静效果，而且与这类药物其他致命的副作用相比，这点疗效就显得微不足道了。例如，医生给未确诊睡眠呼吸暂停疾病的患者开了苯二氮卓类药物，在睡前服用这种药物可能会抑制患者的呼吸中枢驱动，导致其死亡。苯二氮卓类药物还会增加摔倒的可能性，尤其是老年人。一些有睡眠问题的患者来找我的时候，希望能拿到安定、劳拉西泮（Ativan）或替马西泮（Restoril）胶囊等类似于苯二氮卓类的处方药物回家，我一般都不会给。

当安必恩和鲁尼斯塔（Lunesta）等所谓的 Z 型药物进入市场时，很快就取代了苯二氮卓类药物，成为市场上常用的处方类睡眠药物，但长期使用 Z 型药物也会导致一些问题，比如说第二天嗜睡、认知障碍，以及在严重情况下产生自杀的念头。还有的患者服用安眠酮后遭遇过各种怪异或危险的经历，比如在睡梦中走路、做饭或开车。与苯二氮卓类药物一样，服用 Z 型药物的人可能会产生依赖性，一旦停药就会出现戒断症状。

对医生来说，开安眠类处方药非常容易。的确，我们知道不眠之夜有多痛苦，那种无助的感觉有多难受。关于安眠药，有些安全性稍高，但实际上，绝大多数药物不能解决导致睡眠紊乱的深层问题。此外，类似苯二氮卓类药物最终会破坏正常的睡眠结构，导致慢波睡眠时间更少，尽管我们在睡前因疲惫而有强烈的睡意，或实际上睡眠时间很长。药物经常会导致身体形成自动的、不健康的循环模式，即在入睡前服用了药物，但是醒来依然感到昏昏沉沉的，不舒服，然后在白天又依靠咖啡因或其他刺激物来让自己保持清醒，反过来又影响晚上入睡的能力。

有一些常见的助眠剂替代品不会成瘾，比如很多人喜欢服用的褪黑素补充剂。通常在日落之后，晚上睡觉前几个小时，大脑的松果体会自然分泌褪黑激素。褪黑激素的作用是帮助身体调节自然睡眠周期，让人在白天保持清醒和警觉，晚上能快速入睡。研究表明，褪黑激素可以帮助无法看到光亮的盲人保持规律的睡眠。我想提醒大家的是，从电视、手机和电脑屏幕上发出的各种亮光，都会阻碍褪黑激素的产生。这就是医生建议人们睡前1小时远离电子设备的重要原因之一。如果不这样做，我们实际上是在与身体的自然睡眠机制作对。

同样值得注意的是，在健康的睡眠习惯中，酒精不会带来任何好处。作为医生，我不会阻止你下班后喝上几杯。但是如果你喝得过多，发现自己不喝两杯就无法入睡，就要考虑酒精对你的睡眠模式和心理健康的长期影响了。

有趣的是，酒精会让你感觉进入了恢复性睡眠，因为喝酒后很容易入睡，但实际情况是，酒精会破坏睡眠结构。虽然前半夜会经历更多的深度睡眠，但在后半夜，深度睡眠会大量减少。酒精也会让我们频繁醒来，我们发现，喝了几杯酒后，当时睡得又沉又快，然后在凌晨3点醒来辗转反侧。酒精的作用就是欺骗大脑和身体，让自己以为睡得很好，但实际上并不是。长期酗酒会让人难以获得恢复性睡眠，即使在床上躺了 8 个小时或更长时间，身体依然没有得到充分的休息。酒精和一些睡眠药物最终会使我们的睡眠更糟糕。

这就是为什么当像肯尼这样的患者来见我时，我对为他们立即开助眠处方药这件事很谨慎。而当我这样做时，我会提供一种耐受性或成瘾的可能性相对较小的药物。在肯尼的案例中，我们首先关注的是他能否通过自我疗愈改善病情，这意味着我们要仔细研究他目前的睡眠模式。我要求他提前关闭笔记本电脑，每天晚上在同一时间上床睡觉，让房间保持黑暗和凉爽，这样坚持了几周之后，他发现自己的睡眠质量比以前好多了。不仅如此，几个月后，他感到自己的"活力"又恢复了。

鉴于睡眠对身体和心灵的影响，你可以看到为什么改善睡眠是改善心理健康的一个重要部分。仅仅几个晚上的良好睡眠就可以对你的情绪产生巨大的影响。你可以用许多不同的方法来帮助自己睡个好觉。

睡眠也需要被管理

睡眠是一种有助于修复身体和精神的休息状态，也是一项重要的身体功能。如果睡眠不足，就会对身体和心理健康产生不利影响。这就是为什么管理睡眠是自我疗愈的一个重要部分。奇怪的是，在人们试图寻找优化心理状态的方法时，改善睡眠常常被忽视。以下的几个方法可以帮助自己提升睡眠质量，保持身心健康。

养成良好的睡眠习惯

很少有人能仅凭意志力入睡，大部分人都需要找到一种让自己放松下来的方式，感到足够舒适才能睡着。所以，我们可以通过培养良好的睡眠习惯来改善睡眠质量，具体可以从调整睡前行为和睡眠环境这两方面入手。

首先，仔细环顾自己的卧室，然后问自己：我怎样才能创造一个最有利于放松和睡眠的环境呢？这意味着在就寝前1小时远离电子屏幕，将卧室温度控制在18℃~20℃，并关掉所有的灯。如果需要的话，可以装上一些遮光的窗帘，这样可以确保房间里光线昏暗。

我还建议患者将电视机从卧室移走。请记住，蓝光和绿光会干扰睡眠，睡前看电视会让神经系统兴奋，而我们这时最需要的是平静和放松。如果你想在大脑潜意识里将床和放松联系起来，那就清除卧室中任何妨碍自己放松的物品，将笔记本电脑和其他任何娱乐用品留在客厅，你的床只用来睡觉。

如果你每天晚上会多次起夜，请在睡前限制饮水量；如果可以的话，白天请避免长时间小睡，这样你在晚上就会感到疲劳；请确保床垫舒适；如果你的伴侣像熊一样打鼾，戴耳塞是有效的办法，并且没有安眠药的副作用。观察你对自己的睡眠环境有多

大的控制权，这是一件有趣且有益的事情。优化睡眠环境才能提
升睡眠质量，而提升睡眠质量是最简单的改善心理状态的自我疗
愈策略。

创建睡前仪式

我们都有自己的生活习惯。可能你有自己的清晨习惯，这种
一系列的习惯性活动有助于你开启新的一天。比如用咖啡机做杯
咖啡、洗个澡，或者下床做几个俯卧撑来促进血液循环。这样的
习惯有助于唤醒我们的身体，尤其是在想按下贪睡按钮的早晨。

当你思考自己的清晨习惯时，很容易理解为什么这么多人喜
欢在一天结束时进行一套舒缓的睡前仪式。就像清晨需要时间让
自己振作起来一样，一天结束的时候我们也需要时间放松。给自
己一些时间吧！有些人的睡前仪式是做睡前冥想；有些人喜欢在
睡觉前洗热水澡；有些人喜欢一边喝不含咖啡因的花草茶，一边
读书；还有些人喜欢叠放衣物，准备次日早餐，或者做些整理工
作。你的睡前仪式一定要对你起作用，并能帮助你放松，为拥有
一晚高质量睡眠创造氛围。无论这个仪式是什么，如果它能够成
为我们日常生活的一部分，我们的身体和心灵就会在该休息的时
候放松下来。

渐进式肌肉放松法

有些人可能会因为焦虑而入睡困难，通常，焦虑在身体上表

现为身体某处的紧张。在这种情况下，我推荐渐进式肌肉放松法。

首先，躺在床上伸展身体，让自己感到舒服。然后，当你吸气时，绷紧一处的肌肉组织并坚持大约 10 秒钟；然后呼气，同时完全放松这些肌肉群。反复做几组这样的练习后，再进入对下一个肌肉群的练习。大多数人都是从手部开始，由手部移动到手臂，再逐渐上升到肩膀，然后进行脚、腿和臀部的肌肉群练习，最后进行胸部、背部和腹部的练习。当然，许多人也发现用这种方法放松面部和颈部后，效果也是立竿见影的。

这个练习有助于你把注意力集中在紧绷和放松这两种状态带来的不同感受上。如果肌肉仍然紧张，你可以重复"绷紧—放松"的协同呼吸过程，以帮助身体释放额外的焦虑或压力。

睡前呼吸法

可能你还记得呼吸练习章节中的 4-7-8 呼吸法吧！为了帮你利用好这种自然的呼吸引导法，请躺下来，闭上眼睛。接着，用鼻子吸气，保持吸气状态，默数到 4，然后轻轻屏住呼吸，数到 7，再用嘴呼气，持续默数到 8。这个练习可以反复进行，你想重复多少次就重复多少次。

你可以通过专注于延长呼气时间来帮助身体进入更放松的状态，因为缓慢地呼气有助于激活副交感神经系统，让身体进入一个平静的状态。

瑜伽休息术

瑜伽休息术被认为起源于数千年前的印度。后来于 20 世纪 70 年代由印度大师斯瓦米·萨蒂亚南达·萨拉斯瓦蒂（Swami Satyananda Saraswati）开发，并由心理学家理查德·米勒（Richard Miller）在美国改编为整体康复瑜伽。整体康复瑜伽是一种瑜伽冥想练习，可以帮助身体为睡眠做准备。在整体康复瑜伽练习中，仰面呈现大休息式或者摊尸式是最后的放松练习中采取的姿势，在整个过程中教练会引导你进行梦幻般的冥想。

许多瑜伽馆都提供整体康复瑜伽课程，通常是晚上的最后一节课。其实我们也可以在家通过手机软件练习。有证据表明，睡前进行 11 分钟的整体康复瑜伽冥想可以减轻压力，改善睡眠质量，提升幸福感。

如果你试过一次整体康复瑜伽课程，感觉很难适应，我能理解。我曾以为第一次整体康复瑜伽体验会很容易，不需要倒立，但其实比预期的更有挑战性。记得当时我还是一名精神病学的住院实习医生，在一天漫长的工作结束后，我和妻子在交通堵塞的情况下开车匆匆赶到瑜伽室上课。就在课程开始的几分钟前，我走进瑜伽教室，心里还惦记着一团乱麻的工作。课程开始后不久，我仰面躺着，极力想要放松。

当我们躺在那儿一动不动时，老师提醒大家不要睡着了。我感觉自己被困在焦虑中无处可逃，我不得不刻意地认为，一点点的焦虑难不倒我。所以，我专注于自己的意识，把工作的烦恼想象成天空中的云，虽然我想象中的天空一开始是密云朵朵，但随后我眼看着这些云朵一朵一朵地飘走。在我意识到这一点之前，有一种在做梦的感觉，但我仍然是清醒的。这种感觉很奇妙，是我经历过的最幸福的感觉之一。

可能你需要几次整体康复瑜伽的体验，才能真正感受到它的益处，请一定要坚持下去。即便最初的课程体式很折磨人，但回家后却会睡得很香。

第 **7** 章

助你"吃"出笑容的饮食术

最重要的是，我们应该有意识地培养饮食习惯，

以保持健康的心理状态。

我的心理诊所开张后不久，一位名叫科里（Cory）的男士来找我。他是个雄心勃勃的企业家，还是业余音乐爱好者，最近刚搬到奥斯汀，他想在这座世界现场音乐之都做出点事业。尽管科里很快就在竞争激烈的就业市场中谋得了一个好职位，还和一家生意火爆的咖啡店签订了定期演出的协议，但是，他意识到自己的情绪正在滑向可怕而无可名状的恐怖的深渊。

"我知道很多人都有现实的麻烦。"他说，"我有这个大胆的目标，并且实现了。我实现了自己的目标，本应该很高兴才是，但我就是高兴不起来。"

科里的抑郁症正在影响他的生活。他不再像以前一样那么喜欢音乐，工作中也因为粗心而屡屡犯错。虽然他并不完全确定自己是否喜欢这份工作，可他总是担心自己会因为表现不佳而受到处罚，他觉得自己让周围的人失望了。除此之外，在不到半年内，他还因为胖了将近 18 斤而感到沮丧。正如他所说，没有照顾好自己让他感到自己是"病态和忧伤"的。

任何精神疾病都会影响食欲，不仅仅是厌食症或暴食症这样的饮食失调。《精神障碍诊断和统计手册》将食欲的变化列为几种疾病的诊断标准，包括重度抑郁症和广泛性焦虑症。食欲的增加或减少，体重的显著减轻或增加，十之八九与情绪的低落有关。

这在逻辑上是合理的，因为当情绪低落时，可能很难有动力去买菜或花时间在厨房烹饪自己最喜欢的食物。特别是当我们感到有压力时，就会求助于碳水化合物含量高的安慰性食物，如汉堡、啤酒或一大罐冰激凌。然而，对另一些人来说，当他们感到沮丧、有压力或焦虑时，就不想吃东西。被问及自己的饮食习惯的时候，科里措辞比较谨慎。

"我没有时间吃饭。"他说，"我感觉非常累，压力很大，所以都是用最简便的方式解决吃饭问题。最近我的饮食就是微波炉餐、方便面和快餐。"

许多研究都强调了均衡饮食对人的整体健康和幸福的重要性。在这一点上，我们都知道应该多吃点新鲜水果和蔬菜，拒绝精加工食物。虽然饮食是健康的基础，但是大多数医生在上学期间所学到的营养学知识少得可怜，这让人们大跌眼镜。此外，这些营养学知识往往偏重于心脏健康。这么多年来，精神科医生认为有关食物和健康的探讨是初级保健医生或心脏病专家的事。作为心理健康专业人士，我们觉得自己并不需要研究该领域。从医学院毕业好几年之后，我才开始考虑食物和心理健康之间的潜在关系。要是没有接受本专业之外的整合医学培训，我估计自己不会想了解心理疾病患者的饮食习惯。

从某种程度上说，这种对饮食方面的疏忽是可以理解的。一直以来，我们对于饮食的讨论都是关于吃或不吃什么食物来控制体重。除了饮食失调，体重控制和心理健康之间没多大关系。甚至当我开始把诸如瑜伽、呼吸、睡眠和运动之类的自我疗愈方式作为重点考虑事项的时候，仍然没有认真考虑过营养饮食的重要性。因为我个人对食物的看法就是：吃得好是为了身体健康，不是为了心理健康。

想要把健康饮食的秘密搞清楚是很困难的，因为人们对健康饮食的观念一直在改变。很多与健康饮食相关的科学研究结果相互矛盾、相互冲突，把大家搞得晕头转向。比如说，今天准备早餐的时候，我一直纠结到底是只做蛋清还是全蛋食物，一旁的咖啡都放凉了。因为很久以来，人们认为早餐吃鸡蛋能够为新的一天提供丰富的营养。可是后来，又有研究表明吃鸡蛋会导致胆固醇升高和心脏病。现在，鸡蛋又重新回到了健康食物的名单上。事实上，最新的研究表明，鸡蛋是地球上营养密度较高的食物之一。

再比如多年来，人们的普遍看法是，应该只吃低脂肪甚至无脂肪食品。而现在最新的研究结果表明，身体，尤其是大脑，需要一定量的脂肪来保持最佳状态，尽管这里指的是单不饱和脂肪和多不饱和脂肪。虽然最新的证据显示，橄榄油和含有有益脂肪的食物，如牛油果、酸奶和坚果，对身体健康有很大好处，但是许多人仍难以摆脱这样的观念，即任何形式的脂肪都是不可接受的。

不要用"好食物"和"坏食物"来给食物贴标签，总的来说，我们要把食物视为支持身心健康的东西。只要均衡饮食，对身体就有好处。我们应该意识到，大肆鼓吹某种食物的人都另有图谋，其目的就是为了推销这种食品、宣传某种饮食观念或在社交媒体上获赞。所以，我们可以想象，想让人们理解把健康饮食纳入心理健康自我疗愈的范畴是何等重要，当然，也的确有些困难。那么，当你发现很多医生，包括精神科医生，都尽可能地避开与食物有关的话题时，就不足为奇了。

不过，近年来，越来越多的精神科医生开始信奉"药食同源"的理念，他们这样做是有道理的。人类的身体需要一定的营养才能运转良好，并生长发育。营养丰富的食物为人类的工作、娱乐提供所需的能量基础，并体现在皮肤、头发是否健康的外貌特征上，还会影响人类感觉器官的感受。如果身体摄入的维生素、矿物质和其他关键营养素不足，心理健康就会受到影响。有意识地思考并选择适合自己的最佳食物能够滋养身体和心灵。

嚼碎你的坏情绪

请记住，随着人脑的进化，负责饥饿等感受的大脑区域与我们的情感和情绪中心相互联系。我们从自己的经验中知道，吃不仅仅是为了满足饱腹感。事实证明，大脑和身体的其他部分一样，依靠营养丰富的食物茁壮成长。这些营养物质为细胞、神经递质和大脑中的其他分子提供了以最佳状态运作的保障。健康饮食对于心理健康至关重要。事实上，健康的食物是心理疾病的预防药物之一。这就是为什么我们要非常重视自己的饮食方案，要把健康均衡饮食作为心理健康自我疗愈方案的一部分。

特定的营养物质，包括 OMEGA-3 脂肪酸、B 族维生素和其他植物基分子，会对情绪产生很大的影响。研究表明，有针对性地调整饮食结构不仅有助于预防抑郁症和焦虑症，还能辅助治疗这类疾病。

我们都能意识到食物如何影响自己的情绪。想一想你的上一顿饭，也许你坐下来吃饭是因为饿了，或者只是因为到饭点了，你觉得应该吃饭了。你是和朋友、家人一起吃还是独自吃呢？是否和身边的同伴一起慢慢品味食物？还是匆忙地吃一顿快餐？以上这些都是影响我们情绪的因素。现在，让我们用同样的方法来回忆我们不吃饭或没有吃饱时的感觉。有些人一旦错过饭点就会感到焦虑、烦躁。在一夜豪饮之后的第二天早晨，宿醉不仅会让人头痛，昏昏沉沉、行动迟缓，还会影响情绪。想想把自己吃撑了的感觉吧！是感到疲倦和呆滞，对吗？由此看来，饮食方式的微小改变会在潜移默化中影响人的心理健康。

不要放弃你最爱的食物

几年前，我飞到华盛顿特区，参加美国精神病学协会的会议。当时，我正在参加普通精神病学的专业培训。同时，我还是美国心理学协会交流委员会的成员。

在会议开始前的空当，我一边阅读议程一边往嘴里扒拉着早餐，一个高大、有魅力的男人穿过大门径直走到会议室的前面。我向身旁的人打听这家伙是谁。

"那是德鲁·拉姆齐（Drew Ramsey），委员会的主席，"她回答说，"他是饮食心理医生。"

这很有趣，我以前从未听说过饮食心理医生。

这是我第一次遇到德鲁·拉姆齐博士，他是一位著名的精神病学家，还是《吃得完整》（*Eat Complete*）、《幸福饮食》（*The Happiness Diet*）和《通过饮食改善抑郁和焦虑》（*Eat to Beat Depression and Anxiety*）等书籍的作者。拉姆齐是营养精神病学的代言人，是"药食同源"运动的积极推动者，他的使命是教育人们如何利用营养来改善心理状态。那次会议之后，我回到酒店，开始阅读他的著作。他的著作中重点探讨食物如何影响大脑，进而影响情绪这个问题。"食物可以帮助人们战胜抑郁或焦虑"的想法对我来说是一个全新的概念，这个想法很有趣。

几个月后，我在加州拉霍亚的整合健康与医学研究院（AIHM）开始了整合健康与医学的研究。正是在学习的过程中，我开始接触一些有趣的想法，是关于胃肠道系统和大脑之间的联系的。例如，肠道中的血清素，即所谓的情绪神经递质，比大脑中的还要多。这意味着，消化道内部的运行会影响我们的情绪。当时，新兴的研究表明，益生菌，即酸奶和泡菜等发酵食品中的活细菌和酵母可以减轻抑郁症的症状。此后，其他研究也支持富含纤维的饮食对心理健康有好处这一观点。

当我了解了这些开创性的研究时，我注意到自己很容易迷失在相互矛盾的信息中。我先是纠结鸡蛋到底健不健康，之后又纠结其他问题，比如该不该吃牛肉呢？植物性食物更好吗？麸质是怎么回事？人造牛肉有什么问题吗？似乎这些问题只有营养专家才能回答。

在这一年里，我请拉姆齐给予我一些指导。事实上，我和他聊得越多，我就越了解营养对支持心理健康的重要性。其中有个问题是，他为什么会对营养心理学感兴趣？我们在医学院接受的营养精神病学培训少得可怜，他怎么会知道食物对心理健康有如此强大的干预作用？

他解释说："这是我所有兴趣点汇集的必然结果。我在大学曾是一名运动员，然后在医学院学习的时候开始吃素。我对食物如何影响健康的议题非常感兴趣，我希望自己选择的食物能改善自己的身体状况。"

这很有意义。我在医学院最好的朋友之一就是素食主义者。我们在晚上的课间休息时谈论关于生活的话题，谈起他不吃肉的决定，他说道："因为吃肉对身体并不好。"我被他说服暂时放弃牛排、火鸡和培根之类的食物。我坚持了 3 个月，直到爸爸邀请我参加美式足球超级碗派对（Super Bowl party）。在派对上，我完全不记得谁表演了，但是我能清楚地记得自己被香肠秋葵汤和墨西哥牛肉卷迷住了。

在拉姆齐接受培训期间，缓解抑郁症的序贯治疗研究项目组发表了一项研究，该研究表明，只有大约 1/3 的患者能在抗抑郁药物治疗试验后症状得到缓解。大约在同一时间，首次对食物和心理健康的交叉研究也出现了，特别是研究 OMEGA-3 脂肪酸 [如鲑鱼、鲭鱼和金枪鱼等冷水鱼中发现的多不饱和脂肪酸（PUFA）] 对情绪的影响这一课题。

"当我开始实践的时候，发现抗抑郁药物需要一段时间才能起作用，即使起了作用，也不能使患者完全康复。虽然患者某些症状有所改善，但并没有痊愈。"他说，"我突然意识到，在处理心理健康的问题上，我们并没有真正考虑食物的力量。大量实验数据表明，食物的重要性变得越来越明显；而且食物可能是心理和大脑疾病最有力的预防工具。我们应该让患者使用这种工具。"

遗憾的是，我们一次又一次地见证以快餐为主食，并且过度加工的西方饮食结构对人们身心健康产生的消极影响。这种饮食结构不仅会导致大脑缺少保持最佳工作状态所需的营养，还会促发炎症反应。而炎症与许多精神疾病有关，包括抑郁症、焦虑症、多动症、躁郁症和精神分裂症。实际上，大多数美国人的饮食结构会影响身体和大脑的内部环境，增加患精神疾病的风险，这真是个坏消息！不过好消息是，我们可以用一些简单的方法来调整自己的饮食结构，这样一来，无须放弃之前所喜欢的所有食物，我们就可以为自己制订维持最佳心理健康的食谱。

摄入滋养心灵的食物，迎接健康与长寿

20世纪50年代，明尼苏达大学（The University of Minnesota）的一位美国生理学家安塞尔·凯斯（Ancel Keys）注意到了一个关于健康和长寿的有趣趋势。生活在意大利南部小城镇的一些人，其中许多人都很贫穷，但他们的健康状况大多远远优于美国富裕地区的居民。凯斯假设饮食是影响他们健康的因素之一。随后，他发表了著名的七国研究报告，该项目在美国、意大利、希腊、芬兰、荷兰、日本和南斯拉夫进行，研究主要包括营养摄入在内的生活因素对心血管疾病演变的影响。这篇研究报告称，那些长年保持地中海式饮食习惯的人们可能更健康、寿命更长，而地中海式饮食结构中则富含新鲜水果和蔬菜、全谷物、豆类、坚果、鱼和橄榄油，以及酸奶等发酵乳制品。

在那之后的几十年里，大量的研究支持了这样一种观点，即地中海饮食对身体有多种益处。尤其能降低因年龄增长所带来的心脏病发作和中风的风险，还能降低患特定类型癌症的风险。类似的研究还表明，地中海式饮食也具有保护大脑的作用，有助于保护神经元，让大脑保持年轻状态，并保持敏锐。当我们把所有研究结果放在一起时，就强化了这样一个观点：对心脏有益的食物也对大脑也有益。但是研究人员又提出了一个尚未被研究的重要问题：地中海式的饮食会有助于预防或治疗精神疾病吗？

答案似乎是肯定的。西班牙纳瓦拉大学（The University of Navarra）的研究人员跟踪调查了 2 万名学生，记录了他们多年来的典型饮食习惯。研究人员发现，人们的饮食对身心健康有着巨大的影响。从该研究开始之后，每隔两年，参与者都会填写一份生活方式调查问卷，并列出他们经常吃的食物种类。此外，参与者还要完成一份个人健康清单，以记录所患的疾病。研究人员根据参与者选择的食物与地中海式饮食间联系的紧密程度对他们的饮食模式进行评分。经过两年的跟踪调查，他们发现了食物和情绪之间有趣的关系。正如预期的那样，地中海式饮食降低了参与者患心血管疾病、2 型糖尿病和认知障碍等疾病的风险。更有趣的是，坚持地中海式饮食习惯还被发现能预防抑郁症的发作。

从那以后，研究人员又进行了几十项关于食物如何影响人情绪的研究，其中一些研究成果显示，地中海式的饮食方式确实能够降低患抑郁症和焦虑症的风险。此外，这些研究还发现，摄取大量精加工食品和精制糖类的西式饮食方式，会增加罹患或加剧精神疾病的风险。这就是拉姆齐被这些最新研究数据结果所吸引的原因。

然而，这些研究都没有真正回答地中海式饮食是否能有效治疗精神疾病这个问题，但在 2013 年的一项开创性研究中，该问题得到了正面解决。澳大利亚莫纳什大学（Monash University）的研究人员进行了首次试验，想要确定为抑郁症患者开出食物处方是否能减轻症状。这项研究由持执照的营养师指导患者如何正确地转换成地中海式饮食。

这项试验被命名为"微笑工程"（SMILES），即情绪低落状态下的生活方式的转变支持试验，该试验取得了良好的成果。受试者改良饮食结构 6 个月后，抑郁评分下降了约 30%。这与抗抑郁药物的疗效是一致的。当调查减肥、锻炼习惯或其他健康的生活方式对情绪的影响时，研究人员发现虽然这些因素也可能是患者抑郁症状改善的原因，但营养的摄入对情绪有独立且直接的影响，健康饮食有益于大脑健康。

SMILES 试验提出了一个观点，即饮食可以治疗如重度抑郁症之类的精神疾病。事实上，处于重度抑郁症发作期的人即使精神状态不好，但仍然能做到摄入更健康的食物。从那时起，这项试验的结果在其他研究中得到了复制。医学界正逐渐开始接受这样的观点：改变饮食方式可以改善情绪。地中海式饮食是我们改善饮食方式的一个很好的基础，也是自我疗愈的一部分。

"以前，在指导患者培养更健康的饮食习惯方面，我遇到的最大的问题之一是没有一个结构或框架指导他们如何操作。"拉姆齐说，"了解地中海式饮食在预防和治疗抑郁症状方面的作用，可以真正让人们学会调整自己的饮食。我们现在有了一种方法来指导人们如何摄入更多能滋养心理的食物。"

这些不适症状，原来靠吃就能减轻

我们可能会问：水果、蔬菜、鱼和橄榄油是如何对心理健康产生如此巨大的影响的？答案其实很简单。对心脏有益的食物对大脑也有好处，身体健康和心理健康是相互依赖的，而地中海式饮食中所含的营养成分正是促进身心健康所需要的。

为了更好地了解哪些营养物质是最重要的，拉姆齐和他的同事，多伦多大学（The University of Toronto）的医学博士劳拉·拉钱斯（Laura Lachance）查阅了科学文献，以了解哪些食物可能是专门治疗抑郁症的。通过研究，两人发布了一份《抗抑郁食物量表》（*Antidepressant Food Scale*），这是一个食物营养分析系统，突出强调一些富含营养物质的食物在治疗抑郁症中能发挥重要作用。量表清单上得分最高的食物是海鲜（如牡蛎）、绿叶蔬菜、浆果和十字花科蔬菜（如羽衣甘蓝和西兰花）。原因是这些食物都含有各种人体所必需的维生素、矿物质和膳食纤维，大脑需要它们来保持最佳状态。

"这些食物中的营养成分有助于减轻炎症，丰富肠道菌群的多样性，并有助于提高大脑生长和自我修复的能力，"拉姆齐说，"这就是地中海式饮食如此有效的原因。当你以这种方式饮食，大脑就会获得更多这些重要的营养物质。你也会少吃那些不健康的、会导致炎症和脑雾的加工食品，这是双赢状态。"

让我们从减轻炎症的重要性谈起，进一步分析这个问题。最近有很多关于炎症和健康的讨论，这是有原因的。炎症反应，就是一种有助于抵御伤害和感染的保护性免疫反应，只有在较轻的情况下是有益健康的。炎症反应是人类身体免疫系统的基石，有助于保护身体免受疾病的干扰；然而，身体长期处于炎症状态下，健康问题就会随之而来。绿叶蔬菜、海鲜和新鲜水果被认为富含抗炎营养素。由于炎症与精神疾病之间存在着正相关的联系，我们要尽可能减少体内的炎症，来自食物的抗炎营养素就派上用场了。

接下来是微生物群，由生活在我们肠道中的数万亿微生物细菌组成。胃肠道不仅仅负责消化食物，还可以调节免疫系统。这意味着大脑和肠道一直以来就保持着恒定的通信往来，肠道不断发送神经递质和荷尔蒙给大脑，以汇报身体的情况。

许多影响心理健康的疾病也伴有胃肠道症状，肠易激综合征就是一种便秘和腹泻交替发作的疾病，大约有11%的普通人群可能罹患此病，而在因精神疾病寻求治疗的人群中，这一比例高达54%至94%。想想有多少次，每当紧张的时候，时不时有反胃的感觉？很明显，情绪和身体感觉之间有联系。这些症状很可能与身体的应激反应有关。事实上，长期的压力会减少微生物群中健康细菌的数量。这些细菌是很重要的，在正常情况下，这些细菌帮助肠道和大脑进行沟通，在两者之间传递重要信息。有研究表明，微生物群的异常变化与双相情感障碍、重度抑郁症和广泛性焦虑症等精神疾病有关，这也解释了一些令人讨厌的和肠道相关的问题，如经常伴随这些疾病出现的恶心和胃部不适症状的原因。

由此引发了另一个问题。如果你能通过食用发酵食品，如酸奶、乳酸酒、泡菜或康普茶，让更多的"有益细菌"回到肠道微生物群中，那么这样能恢复肠道以及大脑的正常工作秩序吗？也许吃富含益生菌的食物可以减轻身体的压力反应，从而改善心态和振奋精神。虽然这项研究还在进行中，但答案似乎是肯定的。经常吃发酵食品和充足的纤维（这是那些有益的细菌喜欢吃的）的人，能更好地应对压力，体内炎症也更少。这两个因素都与更高的心理健康水平和幸福指数有关。

说到心理健康，你会听到很多关于神经递质的讨论，比如血清素、多巴胺和去甲肾上腺素。然而，脑源性神经营养因子（BDNF）是一种不同类型的化学物质，在大脑中含量丰富，有助于促进细胞生长和连接。一些科学家将 BDNF 称为"脑肥料"，但我更喜欢将 BDNF 的作用视为用一种自然的方式给心灵一个温暖的拥抱。BDNF 有助于脑细胞生长、发育、连接和相互交流。BDNF 也能保护大脑免受压力的影响。从本质上说，每当压力降临，BDNF 能帮助大脑更容易地适应它们。更多的 BDNF 意味着脑细胞更强壮、适应力更强，在需要的时候能更好地建立新的连接。即使在遇到困难的时候，大脑也能更容易学习、记忆，并更好地处理问题。

当大脑不能产生足够的 BDNF 时，脑细胞就不能有效地相互交流。被诊断为情绪和焦虑障碍的患者 BDNF 水平较正常人低。专家们无法完全确定引发这一现象的全部因素，但可以确定的是，精神疾病会以一种消极的方式影响 BDNF 的产生。不过好消息是，包括坚果在内的地中海式饮食已被证明可以增加 BDNF 水平，减轻抑郁症状。这就是为什么我经常建议患者在饮食中加入更多的坚果。坚果是一种常见的零食，也是沙拉、冰沙和炒菜的好配料。虽然有些人可能害怕坚果的热量太高而不愿食用，但是其营养丰富程度足以让你打消这个念头。坚果易于携带，易让人产生饱腹感，还能提升 BDNF 水平，是帮助大脑更好地抵抗压力的美食。

"在过去 10 年中，有大量的数据表明，食物对心理健康至关重要。"拉姆齐说，"在很大程度上，饮食是每个人都能控制的因素。"

改善饮食习惯，小改变产生大疗效

想要早上挣扎着起床，还能做菠菜和瑞士甜菜沙拉似乎很难，甚至是不可能的。实际上，仅仅改变饮食习惯是无法治愈精神疾病的，这和仅仅服用抗抑郁药而不在其他方面做出改变就无法治愈抑郁症一样。健康饮食只是一种心理自我疗愈手段，把健康饮食和其他心理自我疗愈技能结合在一起使用效果更好。既然我们已经一起回顾了科学证据，也知道科学结论支持健康饮食是心灵良药的观点，所以，我们只要相信健康饮食的治愈力量，并开始对自己的饮食习惯做一些小的改变，就能收获良好的心理调控效果。

如果不愿意改变也是可以理解的。想要改变任何习惯都不容易，因为我们都有特定的食物偏好，有喜欢吃的和不喜欢吃的食物。如果不喜欢坚果，或者讨厌鱼的味道怎么办呢？如果是素食主义者呢？如果对某些食物过敏怎么办呢？如果没有时间做饭怎么办？我们要学着接纳自己不喜欢的食物。没什么大不了的，我们可以通过一点点的努力，逐渐改变自己的饮食习惯。

我建议，在最开始的一两个星期里，先记录下自己平时所吃的食物。我甚至会给那些真正喜欢或经常吃的食物打一颗星。然后就可以评估自己的饮食习惯在多大程度上具备地中海特色。

利用地中海式饮食的食物评分量表来对自己的饮食方案进行评估是快速而简单的方法。当你写好近期的饮食日记后，请回答以下问题。对于每一个回答"是"的问题，记 1 分。

1. 你每天吃两份或两份以上的蔬菜吗？

2. 你每天吃两片或更多的水果吗？

3. 你每天吃两份或更多的全谷物吗？

4. 你是否每周吃两次或两次以上的鱼或海鲜？

5. 你是否每周吃两份或两份以上的豆类？

6. 你是不是每天都吃一把坚果？

7. 你用橄榄油代替其他脂肪的摄入吗？

8. 你每周只吃两次或更少的红肉吗？

现在，统计一下自己回答"是"的所有分数。如果分数是7分及以上，大可放心，你已经具备地中海式饮食习惯了。如果分数是5分及以上，说明你做得很好，不过还可以检查一下哪些方面还能提高，或许可以在零食中加入坚果，或者减少红肉的摄入。如果是3~4分，说明你已经采用了地中海式饮食中的一些元素，但还有一定的改进空间。再看看那些你回答"不是"的问题，你打算做出改变吗？如果你得了2分及以下呢？好吧，这个分数说明你的饮食习惯和地中海式饮食相去甚远，饮食并没有给你带来心理健康方面的益处。

虽然地中海式饮食为健康的改变提供了很好的基础，但这不足以让人们彻底改变自己的饮食习惯。其实没有必要彻底改变，只要做一些小的改变，比如把植物油换成橄榄油，在最喜欢的什锦干果里加入一些南瓜子，或者在汤里放一把冷冻红辣椒。如果你喜欢吃海鲜，也可以在沙拉或比萨饼中加入凤尾鱼，或者在下次去餐馆的时候点鱼肉卷。不需要一夜之间就把所有的营养食物添加进自己的食谱。慢慢来，这样就能坚持下来。

拉姆齐强烈推荐所谓的"脑虹"沙拉。他喜欢在碗里加入五颜六色的水果和蔬菜，而不是最基本的一碗卷心莴苣和黄瓜。对于自己喜欢的食物，可以按照自己的方式来做。当拉姆齐教我如何做"脑虹"沙拉时，我用了冰箱里的食材，并按照经常和我的越南妻子一起做的越南传统沙拉食谱，把切碎的绿色和红色卷心菜、胡萝卜、红洋葱、豆芽、薄荷、香菜和花生都混合在碗里，然后在上面撒上虾、鸡肉或豆腐，最后用鱼露调味，这就是我的"脑虹"沙拉。我和我的妻子正在从五颜六色的水果和蔬菜中获取那些能促进大脑发育的营养，但我们是按照自己的方式来做的。

科里谈及自己的饮食习惯时说，他的首选食物就是方便拉面。人们喜欢吃高碳水化合物的食物以快速提升情绪，这并不罕见。高碳水食物能增加大脑中血清素的含量，因而也被称为"安慰性"食物。科里想吃拉面，所以他面临的挑战是如何吃得更有营养，如果加一些蘑菇、白菜、瘦肉蛋白和一个半熟的鸡蛋，就能让拉面营养更加丰富。"人们常常为自己的不良饮食偏好感到羞耻，其实大可不必，"拉姆齐说，"你完全可以根据自己的口味添加营养物质。"

实惠的食材也能搭建营养金字塔

想要改变自己的饮食习惯，说起来容易做起来难，尤其是对于一些人来说，要改变饮食习惯还有一些实际困难。比如说天然食品或有机食品价格更昂贵；周围的超市、菜市场很少，快餐连锁店却大行其道；等等。想要坚持良好的饮食习惯就难上加难了。还有前文提到过的，有些人对某些食物过敏等。虽然有这些困难的存在，但我们还是有办法改善饮食。

"虽然有机蓝莓价格非常昂贵，又很难在淡季买到，但这并不是唯一的营养丰富的食物。"科里说，"我们一直以来都认为健康食品价格昂贵，不好烹饪，味道也不太好，但事实并非如此，我们只要在喜欢的食物中添加一些绿叶蔬菜就能改善饮食结构。你也可以买一罐三文鱼或金枪鱼，还可以吃当季打折的新鲜果蔬，其实任何正确的饮食方式都能改善心理健康状况。"

想使饮食习惯更接近地中海模式要从小处着手。你完全不需要花光自己的工资只为买健康食品，仅仅是今天加一个鸡蛋，明天加一些新鲜的绿叶蔬菜，再吃一些坚果即可。一旦开始做出改变，你还会发现新的和令人兴奋的好方法。请立刻给自己和家人添加可以改善情绪的食物吧！

想要获得身心健康，你需要"对症饮食"

我们已经讨论了地中海式饮食评分系统，并把它作为开始调整基本食物的参考，但除此之外还有一些富含营养的、对大脑有益的食物，我们也应该列出来。虽然拉姆齐和拉钱斯找出了 12 种主要的营养元素能帮助人们预防并更好地控制抑郁症，但我发现，如果开始把食物作为心理方面的自我疗愈策略，有 5 种营养元素特别值得关注：OMEGA-3 脂肪酸、左旋茶氨酸、B 族维生素、维生素 D 和益生菌。

OMEGA-3 脂肪酸：这些多不饱和脂肪酸在油性鱼类中大量存在，适量摄入这种脂肪酸有益于人体健康。二十碳五烯酸（EPA）和二十二碳六烯酸（DHA）对心理健康最为重要。你可以在饮食中添加如三文鱼、沙丁鱼和蚌类（如贻贝和牡蛎）等海产品，从而摄取这些营养物质。如果你不喜欢海鲜，或者你是素食主义者，可以通过食用植物性食物获取这些营养，包括亚麻籽、奇亚籽、球芽甘蓝和核桃。α-亚麻酸（ALA）的脂肪酸来自植物，进入体内会自然而然地转化为 EPA 和 DHA，但通常是少量的。此外，一些品牌的牛奶、果汁和坚果酱都加有 DHA。富含 OMEGA-3 脂肪酸的饮食有助于降低与精神疾病有关的炎症反应。研究还发现，在对重度抑郁症、双相情感障碍患者的遗体研究后发现，患有这些精神疾病的人大脑前额叶皮层中的 DHA 水平都有所下降。其他研究表明，服用主要由 EPA 组成的 OMEGA-3 脂肪酸补充剂可以减轻抑郁症和多动症的症状。这就是为什么精神病学家和心脏病学家都建议每周在饮食中增加两到三份油性鱼类食品（因为最好是从食物中获取营养）。如果不喜欢海鲜，可以选择植物性食物，比如在奶昔中加入亚麻籽，或者在丰盛的沙拉中加入核桃。

左旋茶氨酸：这种氨基酸通常存在于红茶和绿茶中，可以控制焦虑，这是我特别要推荐的饮品。左旋茶氨酸不仅具有强大的抗炎功效，还能让人很快地平静下来。这种物质能降低人体内谷氨酸（负责刺激兴奋神经）的含量，也能提高人体内 γ-氨基丁酸（能使神经恢复平静）的含量。还能增加大脑中血清素和多巴胺的分泌，因此这是一个帮人快速稳定情绪的好选择。此外，由于绿茶和红茶也含有咖啡因，所以会让人感到放松和平静。要想摄入左旋茶氨酸，我推荐抹茶，因为其左旋茶氨酸含量是普通绿茶的 5 倍。我还发现，制作抹茶的过程本身就是一种放松身心的仪式：在一个小碗里搅拌粉末，而不是把茶包直接丢进温水。一些研究甚至表明，左旋茶氨酸可以在人面临焦虑时降低血压。这表明，茶饮可以满足人体对咖啡因的需求，并能帮助人稳定情绪。

B 族维生素：B 族维生素，特别是维生素 B_6、B_{12} 和叶酸，它们都是在大脑发育中发挥有益作用的营养物质，能帮助大脑产生有助于调节情绪的神经递质（如血清素和多巴胺）。这些维生素还有助于形成髓磷脂，这是一种脂肪"绝缘层"，可以让脑细胞和大脑回路更有效地交流。如果饮食中没有足够的 B 族维生素，大脑就会受损。为了保持心理健康，我们要确保每顿饭都摄入含有这些营养物质的食物。在绿叶蔬菜、全谷物、猪肉、贻贝和鸡蛋中都有维生素 B。

维生素 D：据调查，美国有很多人缺乏维生素 D。人体内的维生素 D 能通过晒太阳转化为活性形式，具有抗炎特性。我们每天只需在正午晒 10 分钟太阳就可以提升体内维生素 D 的水平。虽然人们对日晒可能导致皮肤癌的担忧很合理，但研究表明，可以通过涂抹防晒霜来避免这些问题，且不会影响维生素 D 的合成。说到食物，蛋黄、蘑菇、鲑鱼和沙丁鱼、牛奶和谷物麦片等富含维生素 D 的食品，都能提高体内这种基本营养素的水平。科学家发现缺乏维生素 D 可能引发一系列疾病，包括各类癌症以及抑郁症。虽然研究人员仍在研究维生素 D 在精神疾病的治疗和预防中的确切作用，但已有研究表明，维生素 D 有助于减轻抑郁症的症状。据统计，高达 42% 的美国人缺乏维生素 D，因此关注如何在饮食结构中添加富含维生素 D 的食物，以改善身心健康，是非常有意义的。

益生菌：还记得组成人体微生物群的那些有益的细菌吗？我们可以通过吃更多的发酵食品（酸奶、乳酸酒、康普茶、酸菜和泡菜）、富含纤维的水果（香蕉、葡萄柚）或蔬菜，在饮食结构中加入更多的坚果（杏仁或亚麻籽）来保持肠道益生菌群的健康状态。大脑和肠道的沟通交流如此密切，因此拥有一个多样化的微生物群是很有必要的。许多研究表明，经常摄入益生菌可以预防精神疾病，还可以改善抑郁和焦虑的症状。

寻找服用营养补充剂的平衡点

读到这里时，你可能会想："我已经服用了多种维生素补充剂，这难道还不能提供足够的营养保障吗？"这个问题无法直接用"能"或"不能"回答。在许多观测特定营养物质对心理健康的作用的研究中，都使用了营养补充剂，这样研究人员就可以更准确地测控使用剂量并对其加以分析。然而，目前还没有令人信服的证据表明基本的复合维生素能治疗或预防精神疾病。对于一些草药或草本调理素，如印度人参、玛卡和红景天，确实有越来越多的证据表明能改善心理健康和治疗某些疾病，如广泛性焦虑或轻度抑郁症。与处方药一样，草药或草本调理素也有潜在副作用，要是没有得到专业人士的指导，贸然服用可能对身体造成不良影响。

关于是否必须服用维生素补充剂来预防疾病与改善健康状况的讨论，在医学界一直存在着不同意见。我的某些同事向其所有患者推荐维生素补充剂，而另一些同事则不假思索地对这个做法嗤之以鼻。如果你倾向于循证医学，同样也会感到困惑。某天，我可能读到一项研究报告，声称某种特定的营养补充剂能降低罹患癌症和心脏病的风险，到了第二周，我又会读到一项研究报告，声称同样的补充剂反而实际上会增加罹患癌症和心脏病的风险。几乎所有的健康专家都认可，从食物中获取营养是最好的方式。因为这是经过时间验证的，食物没有隐藏的副作用，并以一种能被身体识别和吸收的方式向身体提供营养物质。

话虽如此，但在某些情况下维生素补充剂是很有用的。例如，妇产科医生会向孕妇推荐服用孕期维生素，以降低胎儿患神经血管缺陷的风险。还有一些证据表明，服用核黄素可以预防偏头痛，贫血的人也可以补充铁剂。还有其他个别情况，如果很难从食物中获取这些营养元素，可以补充鱼油或左旋茶氨酸等。在服用补充剂之前，最好先咨询医生。

要吃饱，更要吃得开心

摄入充足的营养是维持心理健康的重要方式。拉姆齐和我都认为，饮食不仅仅是为了吃饱，也是为了维持心理健康。准备自己喜欢的美食，和家人一起享受做饭的乐趣，花时间享受美食和家人陪伴带来的快乐吧！

"我给患者开的食物处方中包含海鲜、蔬菜、坚果和豆类，还有少许黑巧克力。"拉姆齐说，"长期以来，人们都在讨论什么是健康的饮食，坦率地说，因为以前很少有人关注饮食对心理健康的影响，讨论的结果自然是不全面的。但是我们一直在学习以自己喜欢的方式在食谱中添加更多营养丰富的食物，这是一种让大脑保持健康的有效方式。"

优化现有食谱，获得饮食乐趣

既然我们已经了解了食物在滋养心理健康中的作用，那么在自我保健手册中加入营养丰富的膳食就很重要了。正如前文提到的，我们没有必要对自己的饮食结构进行彻底的革命，这也不是我们想要的。相反，只要用一些小技巧，在喜欢吃的食物中添加一些能改善情绪的配菜，就可以优化心理状态，同时也能获得更多饮食的乐趣。

替换部分食品

正如我们之前讨论过的，在食谱中添加营养丰富的食物相当简单，只需做一些有针对性的替换即可。不要每天喝咖啡，偶尔来一杯抹茶，就可以摄入大量咖啡因和具有镇静效果的左旋茶氨酸，进而唤醒身体。下次点外卖的时候，点一份鱼，或者一些蔬菜，别总吃炸薯条。通过这些小小的改变，我们就能让自己保持最佳状态，并发现自己在情绪感受方面发生的巨大变化。

吃绿叶蔬菜

许多健康专家建议饮食以植物性食物为主是有原因的。水果和蔬菜富含植物营养素，有助于对抗炎症反应，并为大脑提供基本的营养物质。为了摄入这些营养丰富的食物，可以在饮食中加入更多绿叶蔬菜，在最喜欢的鸡汤中加入甘蓝或菠菜，用红叶生菜做玉米卷和卷饼味道也很好。即使无肉不欢，也要在饮食中加入更多蔬菜，这有益于身心健康。

为"安慰性食物"赋予营养

我们没有理由放弃自己最喜欢且具有"安慰性"的食物，在抑郁症或焦虑症发作时更是如此。我们可以以这些具有"安慰性"的食物为基础，再搭配更多营养丰富的食物一起吃。例如，在自己最喜欢的意大利面中加入沙丁鱼来摄取 OMEGA-3 脂肪酸，吃早餐的时候也可以把甘蓝和奶昔混合在一起，甚至添加到营养丰富的奶酪通心粉中。总之，完全没有必要放弃自己喜欢的食物，我们更应该考虑的是如何增加营养的摄入以便更好地滋养大脑。

制订独一无二的菜谱

我们可以从小处着手，根据自己的需求制订独一无二的菜谱。毕竟，选择自己喜欢或能接受的食物来丰富自己的饮食，让自己吃得开心，是改善情绪的重要因素。知道自己面前的食物能影响自己的情绪，这种意识能让我们感觉自己更有力量控制自己的生活。当你更积极主动地通过控制自己的饮食来促进心理健康时，就会获得额外的动力，让效果翻倍。

第 8 章

让负能量随汗水蒸发掉

身体健康才能承担责任。否则，定力和智慧将远离我们。

一直以来，刘易斯（Lewis）都是运动健将。在高中和大学期间，他参加过许多体育比赛，甚至在上班后还加入了公司的垒球队。现在，40出头的他没有时间参加竞技体育运动，但还能经常在家附近的健身房里运动。他有一个固定的习惯：下班后直接去健身房，练习举重，然后在跑步机上快跑。

我们第一次见面时，刘易斯说自己感到很困惑。他不认为自己有精神疾病，但他对自己的生活方式很不满意。最近，交往多年的女友和他分手了。以前争吵后也复合过，但他发现自己和女友又会老调重弹，发生与过去同样的矛盾。很明显，他们都不想分手，但是在一起又特别难受。所以在很长一段时间里，两人既没有在一起，也没有分手，每天的争吵让彼此备受折磨。

分手后不久，刘易斯就开始看心理医生，并进行谈话治疗，因为他在社交媒体上看到一则帖子鼓励人们在情绪失控之前找人倾诉。然而，经过几个月定期的谈话治疗后，刘易斯觉得自己又陷入了跟前任在一起时那种毫无进展的模式之中。刘易斯和心理医生一遍又一遍地谈论着同样的话题，似乎找不到前进的道路。当刘易斯来找我的时候，他坦率地承认自己甚至不知道如何继续下去。

在刘易斯的年度体检中，他的初级保健医生了解到他的情绪变化和体重增加的情况后，给他开了一种常见的抗抑郁药物。刘易斯每天早上都按时吃药，但他觉得这些药没有什么作用。他希望换一种药试试，或者改变用药剂量，以帮助他接受分手的事实，减轻焦虑，继续生活下去。几个月来，他一直在等待生活的改善，但收效甚微，最后找到了我。

"我不喜欢出去，"他告诉我，"我很害怕会遇到前女友，我没有足够的能力去处理这种情况。"

由于这种恐惧，刘易斯大部分空闲时间都躺在床上、去看电影，或者和前女友在电话里争吵。他说自己在等待一些改变，但不确定哪种类型的改变会最有效。他向我解释说，过去几个月他甚至不再去健身房了。

"我觉得我还没有完全康复。"他说。"我在高中时踢足球臀部受了伤，旧伤发作时，我知道自己暂时不能去健身房。我不想把事情弄得更糟。"

随着交谈的深入，我发现，刘易斯并非仅仅中断了锻炼。确切地说，他根本就没什么运动量，每天开车去上班，下班后又回到公寓。根据手机显示，如果他在 24 小时内走完了 3 000 步，这就算运动量大的一天了。对于习惯于健身的刘易斯来说，他的运动量急剧下降。我们第一次在诊室里交谈时，我感觉到他的情况已非常严重。

刘易斯说他服用的药物没有任何作用，我又给他开了另一种新的抗抑郁药，看看能否帮助他改善体力并减少胡思乱想。几周后来复诊，刘易斯说，新处方就像之前的处方一样，也不起作用。他仍然日复一日地备受煎熬，与此同时，他怀疑自己是否能好起来。有一次，我们讨论了心灵自愈的四大支柱后，刘易斯决定把注意力集中在运动上，对他来说，这是一个很好的开始。

经过几次治疗，他又来见我，说感觉好多了。这种效果是如此的戏剧性，以至于让我俩感到喜出望外。他告诉我，起初，他跑去健身房做一些轻度运动。通过锻炼，他发现自己的情绪有了极大的改善，感觉更有动力，更冷静，甚至在与前任女友剑拔弩张的电话交谈中，他也感觉自己能更好地控制情绪了。去了几次健身房之后，他觉得自己一直在好转，他认为体育锻炼直接改善了自己的心理状态。自从恢复了健身计划后，他感觉自己能长时间处于最佳状态。

"虽然总是不太想去健身房，"他告诉我，"但是每当完成锻炼后，我就感觉非常好，而且这种感觉能保持很久。我会牢记这种变化，在不想坚持锻炼的时候督促自己。"

我完全赞同刘易斯所说的，在我患抑郁症的时候，上完瑜伽课之后也体验到了同样的情绪提升的感觉。瑜伽也是一种运动形式，任何形式的运动都是强大的工具，可以帮助人改善情绪并提升幸福感。

身体动起来，心情好起来

在发现瑜伽的作用之前，我就意识到运动能振奋情绪。在纽约的时候，我会花几个小时从林肯中心步行到时代广场，然后走到哥伦比亚大学（Columbia University），最后再走回茱莉亚学院。有时我会戴上耳机，沉浸在自己最喜欢的音乐之中，步行好几个小时。我发现即使在压力最大的时候，散步对清理思绪、放松身体、调节情绪仍有着不可思议的作用。从那时起，我就知道，从本质上说，运动对保持心理健康起着重要作用。在快跑、遛狗或练习1小时的瑜伽后，我的感觉更好，运动让我感觉很舒服。

我们可能听过很多人谈论"对心脑血管有益的运动"或"健身"是如何促进心理健康的。当然，这千真万确，也有科学证据。读者可能不知道，我们想要获得精神上的愉悦，完全不需要去跑马拉松，做高强度间歇训练（HIIT），或者做俯卧撑之类的运动，我们只需让身体动起来即可。刘易斯喜欢在跑步机上快跑，我喜欢瑜伽运动，你可以选择在小区附近散散步，或者在厨房里做饭时扭一扭身体，或者在阳光明媚的下午到花园里干活，这些活动都可以让身心受益。最重要的是，要找到自己真正喜欢的运动方式，以及即便在感觉不太好的时候，也能坚持下去的运动方式。许多人觉得增加运动量有些困难，但是，运动的作用有时比药物还好，是治疗抑郁症的重要方法。

英国曼彻斯特大学（The University of Manchester）的研究

人员约瑟夫·弗思（Joseph Firth）博士把全部精力放在研究体育活动对心理健康的益处上。他发现有规律的运动不仅有助于预防和控制心血管疾病、2型糖尿病和癌症等身体疾病，还能强有力地改善心理健康状况。而且运动对每个人都有效。弗思的研究结果表明，有规律的运动对健康人群也可以起到预防精神疾病的作用，对于被诊断患有严重精神疾病（如精神分裂症和双相情感障碍）的人群而言，则可以减轻症状。

"基于研究证据，我们必须把重点放在减少久坐的行为上。"弗思说，"甚至世界卫生组织 [World Health Organization（WHO）] 现在也更新了身体运动指南，声称只要是动起来就有意义，动一动总比一动不动要好。如今，我们已经养成了久坐不动的生活习惯，根本就达不到身体正常运行所需的运动量。"而事实不仅如此，如果不经常运动，心理健康也会受到影响。

运动是人类进化出的本能

想要理解运动为什么对心理健康如此重要，就请想象数千年前我们的祖先是如何生活的。早在超市和各种厨房用品出现之前，人类以狩猎采集为生。为了维持基本的生存，人类必须不断地迁徙以找到充足的食物和水，还需要对任何潜在的捕食者保持高度警惕。这种高度警惕性的觅食迁徙活动需要耗费相当大的脑力。人类的大脑需要大量的能量才能发挥其最大的作用，据统计，大脑的能量消耗占据了身体总能量消耗的 20%。许多进化生物学家认为，大脑自然进化的结果就是，大脑在身体运动的时候才能发挥最大作用。因为身体运动可以促进富含氧气的血液流向大脑，并促进大脑内部神经的连接。仔细想想，你会发现这很有道理。

"作为以狩猎采集为生的生物，我们的祖先必须在环境中不停地活动身体才能生存。"弗思说，"如果身体处于活跃状态，大脑也要达到最活跃的运作状态。当我们的祖先在陌生的地方寻找食物时，也高度警惕着周围的威胁。"

根据弗思的说法，有证据表明，锻炼会导致肌肉释放 BDNF。记住，BDNF 是一种大脑分子，有助于大脑保持健康和灵活，从而让我们更好地适应环境，同时它也有助于保护大脑免受压力的损害。想象一下吧！当我们的祖先在大草原上四处寻找食物时，就会受益于这种额外分泌的"大脑肥料"，让他们更加敏锐，在寻找和获取不同食物的过程中更具创造力，也能让他们更加警惕周遭的威胁，并且不会因为压力而完全筋疲力尽。额外的 BDNF 可以帮助我们的祖先在周围有危险的时候提前做出反应，确保自己的安全。此外，BDNF 还有助于激励他们在遇到困难时坚持下去，即使在食物短缺的时候也是如此。

"大脑中的 BDNF 释放是一种进化的结果，我们的身体被设计成大脑和身体共同活跃的模式，"弗思说，"如果减少身体活动，也会降低大脑的活跃程度。"

当然，如今的人们只需要去当地的市场或便利店就能购买到食物，甚至不需要亲自前往购买，只要在手机的小程序上轻轻点几下，一小时内自己想要的食物就会送到。在大多数情况下，我们无须担心被捕食者伤害或环境中的威胁。这导致大多数人一生都是坐着的，行动迟缓，而这会对我们的身心健康产生严重的影响。

　　"我们现在的活动量远远没有达到身体正常运转所需要的水平，"弗思说，"这就是为什么很多人得糖尿病、高血压和其他疾病。还有些人的大脑不再释放BDNF，因为再也没有那种脑力了。因此我们要先锻炼出强壮的身体，才会拥有健康的头脑。"

　　人类的身体并不适合久坐，只有经常运动，整个人才能精神抖擞。这并不意味着我们必须模仿祖先们狩猎采集的生活方式，即使我们想要尝试，也做不到。我们无须成为专业运动员，把马拉松和耐力游泳留给真正喜欢的人吧。我们应该把注意力放在寻找少坐多动的方法上，这样做不仅可以预防身体疾病，还能帮助大脑达到最佳状态，收获心理上的健康。

屏蔽干扰，回归身体的最佳状态

　　在紧张或压力大的时候，思考一下我们身体的感觉吧！还记得第5章中谈到的灰熊接近营地的例子吗？想象一下自己在公开场合演讲、参加大型体育比赛之前的感觉，或者是第一次约会之前心跳的感觉。这些时刻，大脑的交感神经系统启动，呼吸频率加快，心率加快，血压开始上升，血液涌向大脑以及手臂和腿部肌肉。多亏了交感神经系统的反应，大脑才能快速思考，身体才能快速行动，我们得以以最好的方式处理手头的事情。

现在，想一想运动时身体的反应。你注意到其中的相似之处了吗？运动时身体的反应和焦虑时身体的反应有太多的相同之处。上气不接下气？对。心率加快？确实如此。血压升高？是的，而且还会感觉手心出汗和口干舌燥。这两种反应状态几乎是相同的。

我接诊的另一位患者杰丝（Jess），是大学球队的明星排球运动员。虽然在整个高中阶段，她参加比赛都没什么问题，可是到了大学，美国大学体育协会（NCAA）级别的比赛让她患上了可怕的赛前焦虑症。她来找我的时候，说自己每次比赛前都会在厕所呕吐1个小时。

抗焦虑药物能让她平静下来，但影响了她在排球场上的表现。她告诉我，处方药让她感到疲劳，反应能力下降。

"服用药物后我不再呕吐了，这一点很好。"她告诉我，"但在赛场上我的反应变慢了。当需要在比赛中处于最佳状态的时候，我觉得自己是迷迷糊糊的。"

她的故事让我回忆起自己在茱莉亚学院读书时表演前的紧张情绪。我得告诉你，我在纽约的艾弗里·费雪厅（Avery Fisher Hall）现场的演出真的能让我紧张到崩溃。于是我模拟舞台上的感觉在家练习时，会先做100个开合跳或快速原地跑。通过有氧运动来调动大脑的交感神经系统，我能更加感知到身体在应对预演或现场表演时的情绪压力的状态。久而久之，有氧运动帮助我学会接纳这种生理反应，在紧张不安的情况下进行表演。例如，我知道如果有意识地通过原地跑步来激活交感神经系统，在跑步结束后，可以通过缓慢且连贯的呼吸来抑制交感神经系统的反应。做到这一点需要一些练习，但最终我能在一定程度上控制身体对焦虑的自然反应。所以，我总结了一些管理自己的交感神经系统的方法，这些方法在我参加重要演出的时候帮了我大忙。

我建议杰丝也试试，可她对此表示怀疑。她认为开合跳对她没用（我提醒她，也许开合跳不适合她，可是她的身体状况比我当学生时要好得多）。接着，我们更多地讨论管理焦虑情绪的策略。她告诉我，有一次参加排球夏令营时，更衣室的淋浴器只有冷水。她说："我非常讨厌冷水浴，那天我刚刚锻炼了一天，可是一想到那冰冷的水，我的心就快跳出来了。我只想尽快离开那里。"

她可以用这种对冷水的生理反应来刺激自己的交感神经系统做出反应。为了更好地管理赛前焦虑情绪，杰丝在排球训练前先进行冷水淋浴，模拟她的紧张状态。杰丝还发现呼吸练习对抑制自己的怯场情绪很有效，尤其是 4-7-8 呼吸法，所以她在比赛上场前常使用这种方法。

虽然洗冷水澡和呼吸法的组合应用并没有立即或完全消除杰丝的焦虑感，但这是个逐渐改善的过程。杰丝练习了几周之后，尽管在比赛前仍然感到紧张，但再也没有出现赛前呕吐的情况了。

她已经能使用这些自我疗愈方法控制焦虑情绪，并在比赛中集中精力发挥出应有的水平。

你的心理状况也和身体一起"躺平"了吗

刘易斯和我谈论运动时告诉我，他喜欢在跑步机上进行高强度间歇跑，在全力以赴的冲刺和低强度的慢跑之间转换。

"我有时会因为跑步而感到兴奋，"他说，"有时候即使没有兴奋感，但我一整天都感觉很好。"

许多精英运动员认为在激烈的体育活动中会有兴奋的感觉，有愉快、放松的感觉，还有对疼痛敏感性降低的感觉。正如我们之前讨论过的，交感神经系统会在身体运动（包括跑步）时被激活。交感神经系统使心脏跳动加快，将含氧血液输送到最需要的地方。与此同时，身体释放出能减轻疼痛感的内啡肽和能调节情绪的内源性大麻素。尽管研究人员对内啡肽在身体活动时会直接影响情绪这一观点存在一些争议，但研究发现，在运动时体内内源性大麻素水平会升高，而且这种化学物质水平升高与改善情绪有直接联系。本质上，在身体运动时，让人感觉良好的内源性大麻素被释放到血液中，并通过血液输送进大脑。而内源性大麻素具有与抗抑郁药物类似的功能，能减少身体对压力的生理反应。

因为身体运动和大脑健康密不可分，所以我们知道运动也可以分泌更多的BDNF，促进多巴胺、去甲肾上腺素和血清素等神经递质的释放。前文已经讨论过 BDNF 增加的好处。这些特殊的神经递质不仅与情绪调节有关，还与增强学习和记忆有关。毕竟，以狩猎采集为生的祖先需要确保自己在恶劣的生存条件下处于最佳状态，才能尽快找到食物和水源。

弗思说："锻炼可以全面改善情绪，可以改善大脑威胁检测区域的工作，以及处理威胁和焦虑的方式，也有助于治疗认知缺陷。"

许多精神疾病会产生认知缺陷，使人更难集中注意力或完成复杂的任务，还会造成短期记忆问题和长期记忆问题。由抑郁症或痴呆症等精神疾病而引发的认知缺陷几乎会影响到我们生活的方方面面。

弗思还说："认知缺陷使患者更难全面理解社会情境，更难应对复杂的社会互动。显然，认知缺陷令人烦恼，同时也会影响一个人正常工作、维持友谊或维持关系的能力。认知缺陷的连锁效应使人无法维系日常生活。当我们感觉无法适应日常生活时，就会形成恶性循环，更难克服心理健康问题。"

这就是有规律的体育锻炼对心理健康来说如此重要的另一个原因。弗思的研究表明，精神分裂症患者在运动干预后，其认知能力有所改善。

"我们发现运动作为一种辅助治疗手段可以缓解精神疾病症状，改善认知功能。"弗思说，"运动可以真正帮助人们应对现实生活中的麻烦。"

不是每个人都能体会到坚持运动的快感。事实上，大多数人都不能，因为这种快感需要高强度的运动才能达到。然而，即使是简单的身体活动和基本运动也能改善情绪和心态，提升认知能力。这就是世界卫生组织强烈提倡多运动的原因。即使少量的运动，对促进心理健康和提升幸福感也很重要。

运动不仅能促进情绪增强分子和内源性大麻素、血清素和BDNF等神经化学物质的释放，还能通过其他方式改善心理健康状况。事实上，由于大脑逐渐进化，身体的活动已与各种有助于促进大脑健康的优势联系在了一起，因此运动能提升精神和情感健康水平。

我们已经讨论过运动是如何改善情绪和减轻压力的。有规律的锻炼同样被证明能提高细胞能量水平。所有的细胞内部都有一种叫作线粒体的小细胞器。你还记得这些小细胞器是中学生物课本上那些看起来皱巴巴的细胞成分吗？它们是细胞的能量工厂。线粒体给所有的细胞（包括脑细胞）提供最佳状态下运作所需的能量。身体活动时，细胞又受到刺激从而制造更多的线粒体，以便提供足够的能量来满足人体代谢需要。因此，线粒体可以减少疲劳，让人感到精力充沛。

此外，经常运动也有助于培养更健康的睡眠习惯。虽然科学家并不完全确定原因，甚至不确定运动是如何对睡眠方式产生如此强大影响的，但一项又一项的研究表明，定期的体育运动可以加速入睡，增加持续睡眠时长，使人在夜间拥有更多的慢波睡眠时间，即深度睡眠时间。定期运动是一种获得足够的睡眠以保持大脑处于健康工作状态的方法。

体育运动还可以减少整个身体的炎症反应。我们知道，慢性炎症不仅与心血管疾病和糖尿病等身体疾病有关，还与抑郁症、焦虑症和创伤后应激障碍等精神疾病有关。如果我们经常活动身体，无论是散步还是举重，身体都会产生抗炎化学物质。当这些化学物质在血液中流动时，就能够抑制身体和大脑中的皮质醇和其他应激激素的分泌，进而有助于预防慢性炎症和其他神经疾病的恶化。

寻找对症的"运动处方"

我们现在了解了运动是如何对大脑产生影响的，接着就会想知道多少运动量才能发挥作用，从而有益心理健康。正如我已经说过的，对心脏有益的物质对大脑也有益。我们都知道美国心脏协会（AHA）的运动指南。这份指南建议人们每周进行 150 分钟中等强度的运动。广义上讲，中等强度的运动包含了任何能让心跳比正常情况下更快的运动。在这种运动状态下，呼吸频率会加快，同时人还能轻松地说话。比如快步走，或者在平坦的道路上骑自行车，或者用吸尘器打扫卫生，都可以算作中等强度的运动。

对于那些已经有定期运动习惯的人来说，美国心脏协会建议每周增加 75 分钟的剧烈有氧运动和每周两次的阻力训练。剧烈的有氧运动能提升锻炼效果。如果运动很激烈，让你感到呼吸困难、无法说话，就专注于运动，不要说话，因为你需要充分地呼吸来维持身体运转。像快跑、徒步旅行以及篮球和足球这类运动都属于剧烈运动的范畴。

你可能会想："好吧，这些运动对心脏健康是有好处，但是我想改善我的心理健康状态。"欧洲精神病学协会（EPA）也发布了身体活动指南。其建议与美国心脏协会的建议基本一致，即每周适度运动 150 到 300 分钟。虽然我们还在等待美国官方发布有关心理健康的运动推荐量，但证据越来越明显：运动是治疗抑郁症、双相情感障碍等精神疾病的重要方法。

弗思对运动和精神护理的研究表明，体育运动甚至对更严重的精神疾病也有好处，比如精神分裂症，运动疗法与传统药物治疗相配合能缓解许多症状。越来越多的证据表明，定期活动身体，并将这种活动与其他常规治疗相结合，就能极大地缓解精神疾病的症状，比如脑雾或药物导致的体重增加。

在与患者讨论增加运动量的时候，无一例外，第一个问题就是"怎么加？"在制订定期锻炼计划方面，并不是每个患者都像刘易斯或杰丝那样经验丰富。面对这么多的运动选择，患者往往不知道应该做什么，甚至不知道从哪里开始。弗思认为这种担心是可以理解的，一开始会有点困难，在与精神疾病抗争的时候更是如此。

"被严重精神疾病困扰的时候，很难找到理由做些额外的身体活动。"他说，"在最低限度的循证护理方面，实际治疗也缺乏可行性，人们难以获得合适的药物，甚至难以及时看医生。而现实是，一些一线治疗方法和被证实有效的心理健康护理手段并不总能带来好的结果，但是体育活动可以。"

没有必要支付昂贵的健身房会员费用，也没有必要报名参加当地的户外训练课程。从自己感觉舒服的运动开始才更有效。弗思建议从自己想做的和真正愿意做的任何体育活动开始。如果喜欢跳舞，那就选择跳舞；如果喜欢跑步，那就穿上跑鞋去跑步；如果只愿意走上一小段路，那也很有效。尽管有许多研究试图找到"正确"的锻炼方式，但证据表明，最好的体育活动实际上就是有规律的运动。

"人们总是太过于强调正确运动的概念和类型。"弗思说，"是有氧运动吗？阻力运动？户外运动？还是团体运动？实事求是地说，这些运动类型都很好。如果想举重，就没必要跑步。如果愿意练习瑜伽，也不必去举重。我们越深入研究不同类型的运动，就越能发现，就提升人的总体幸福感和整体健康水平而言，所有形式的运动都没什么区别。"

这意味着要在日常生活中增加更多的运动，第一步就是为接下来的这一周简单地制定小而具体的运动计划。就像在饮食中加入更多营养丰富的食物一样，为运动腾出空间，不应该要求一下子改变整个生活方式。弗思认为，只要从小处着手，就能从体育运动中获得很多的好处。一些人可能喜欢每周在跑步机上锻炼5次，每次30分钟；另一些人可能喜欢在午饭后散步。总之，做自己能做的就行。

"选择能够在下周或下个月实现的目标即可,"弗思说,"一旦实现了目标,你就可以重新审视这个目标。"一定要选择一个容易实现的目标,或者有热情想要去做的运动项目。作为普通人,我们的运动方式应该根据自己的喜好而定。大可放心,有证据表明,无论什么运动都是有效的,因此,我们可以制定个性化的锻炼计划。"

从现在开始,请离开沙发

身体和大脑需要通过运动来保养。现在科学家和临床医生比以往任何时候都更清楚,体育运动对人的整体健康是多么重要,这里面包括了心理健康。

"开始运动永远都不嫌早,"弗思说,"永远也不会太晚。要想办法多运动。"

进行有规律的体育活动时,我们会感受到各种各样的好处,比如能改善睡眠质量,增强对情绪和压力的管理能力。请记住,我们没有提及马拉松或耐力运动,做一些简单的、让我们感觉良好的运动就能产生这样的效果。从长远来看,这将有助于提升自己的心理健康水平。

"沉浸式运动" 5 步法

既然我们了解了运动对心理健康的重要作用，那么找到方法，将更多的体育活动融入日常生活就很重要了。如今，人们已经习惯久坐的生活方式，长期缺乏运动对身心健康十分不利。

在思考如何把更多的运动融入日常生活的时候，请记住，罗马不是一天建成的。不要一开始就想着训练铁人三项，或者跑出去参加镇上的橄榄球联盟。就像饮食计划一样，想要一蹴而就，最终你只会灰心丧气。如果你不知道该如何逐步培养运动习惯，可以参考以下建议。

认识运动的价值与意义

就像呼吸一样，运动是具有自觉意识的行为，能带来身心健康的回报，只有切实感受到运动带来的快感，才能真正享受其诸多好处。在刚开始的时候，不用太纠结选择哪种运动方式，选择自己能做得到的、喜欢的就好。在运动结束后，记得评估自己当下的情绪状态。如果你发现自己变得更乐观了，焦虑感减轻了，思维更清晰了，那就说明运动产生了效果，这种方式的运动是适合自己的，请坚持下去。

我喜欢瑜伽运动，所以经常把它推荐给患者。但除了瑜伽之外，还有很多其他类似的运动都能达到同样的效果，例如打太极拳、跳舞或跑步。这些运动都能让我们将注意力集中在呼吸上，我们可以慢慢感受运动带给自己身心上的变化。

从自己能做的运动开始

从自己能做到的运动开始。例如，我们可以在每天早上起床时做拉伸运动，也可以在工作日午休时间散步，可以在开会前做10个开合跳，还可以在周末悠闲地骑自行车，或者在厨房做饭的时候扭扭身体。

把运动计划列入任务清单

我们可以把每天散步列入任务清单，也可以设置手机提醒，在工作的间隙起身活动一下身体，或在周末安排健身活动。将这些运动计划写进每天的日程表，并坚持做下去，直到让这些运动变成像洗脸刷牙一般自然的事，运动习惯就养成了。

在运动中增加社交元素

如果我们这一天过得很不愉快，就会很容易放弃本该执行的运动计划。但是在运动中加入社交元素，无论是去上集体课程还是和朋友一起散步，都能在一定程度上增加做运动的动力。加入社交元素往往会使体育运动变得更加愉快。总之，给自己找一个坚持下去的理由吧！

善用手机上的运动 App

市面上有大量帮助人们运动的手机应用程序、健身追踪器，甚至是免费的在线课程！虽然智能手机和电视节目在某些方面减少了人们的运动量，但是这些高科技电子产品也可以为人们提供运动相关的服务，而且完全不需要支付高昂的课程费用和教练费用，也无须购买专业的运动设备。使用这些新兴技术以提醒我们起床去运动吧！让我们的运动计划保持新颖和趣味性吧！

总　结

　　保持心理健康是人一辈子最重要的事情，需要我们有耐心、有毅力、付出时间和精力。无论是与严重的精神疾病作斗争，还是对当前的生活状态感到不满意，如果能找到方法把自我疗愈的四大支柱融入日常生活，就能为心理健康提供坚实的基础。所以，我们的终极目的是加强和维护大脑的功能，让大脑为我们服务，而不是与我们作对。理解到这一点，我们就能在四大支柱原则的指导下践行一种确保自我身心健康的生活方式，积极应对生活中的挑战，并获得幸福。

　　心理健康自我疗愈的四大支柱，即呼吸、睡眠、饮食和运动，同时发挥着作用，忽视其中的任何一个支柱，其他的也会受到影响。如果没有睡好，第二天我们就会发现自己想从高碳水食物中获得安慰；如果没有摄入营养足够丰富的食物，就很难运动；如果不运动，呼吸就会受到影响；接下来，呼吸状态不佳，人就没有精神，就很难与他人建立联结。的确，每一个支柱都要仰仗其他几个支柱的共同作用才能更好地发挥自己的作用。所以，从小事着手，觉察自己的感受，并激励自己坚持每日散步或者瑜伽练习，逐渐地，这些细微的改变就会显著改善身体和心理状况。

当我们尝试用不同的方法来关注自己的呼吸、睡眠、饮食和运动的时候，就要做好走走停停的心理准备。毕竟，生活中没有一蹴而就的成功，成长是一个非线性的过程。我认为，我们所经历的任何挫折都不是失败，相反，它们是我们学习的机会。正如著名的爱尔兰小说家、剧作家塞缪尔·贝克特（Samuel Beckett）曾写道："不断尝试，就算还会失败，也是一种进步。"

在找到适合自己的方法之前，我们不得不尝试多种不同的方法，还会发现其中一些方法并不像自己想象的那么容易，挫折是不可避免的。但更重要的是，挫折是有益的，能教会我们如何灵活地使用这本心灵自愈手册。尽管目前看起来挫折很难克服，但正是挫折让我们学会了如何带着目标感、平衡感、满足感和希望好好地生活。

我明白，想要人们抛弃过时的心理健康观念并不容易，让大家接受现代医学无法向患者提供一种药物或干预措施来迅速解决情绪问题这个事实也很难。虽然很容易想出 100 万个理由来反驳自我疗愈的作用，但我仍会鼓励读者把自我疗愈手段作为循证医学优先考虑。作为一名精神科医生，在我的工作中最有意义的事就是帮助患者，使其病情好转。有许多人是在面临重大情绪困扰的时候来找我的，我看着他们开始欣赏自己生活的复杂性和丰富性，学着微笑，接着能够开怀大笑。所以，这些自我疗愈手段是有效的，是经受过时间考验的，并且被证明和现代医学的其他手段一样，是应该被认真考虑的。

与对待患者一样，我的目标是为读者提供提升自身心理韧性和健康水平的方法。即使在我们感觉无能为力之时，心灵自愈的四大支柱同样也能提供一套可以随时随地使用的技能，让我们充满力量感、控制感，并增强我们的主观能动性，一步一步地改善心理状况。

我知道有些读者会感到困顿，而且可能在很长一段时间内都有这种感觉，但如果读者能读到本书的结尾，就已经走上了自我疗愈的道路。思考如何开始行动是成功的第一步，虽然书中列举的一些方法对某些读者来说很难付诸实践，但请记住，只要我们开动脑筋想办法，就一定能实现目标。

我希望读者在实现自我疗愈的过程中都能收获喜悦。整个过程并不容易，甚至充满挫折，但是如果我们希望过上充满目标感、平衡感、满足感和希望感的生活，就不要放弃。请相信，这些付出终会有所回报。